COMER DEMAIS NÃO RESOLVE SEUS PROBLEMAS

Renate Göckel

Comer Demais Não Resolve Seus Problemas

Tradução
MARIA CLARA CESCATO

EDITORA CULTRIX
São Paulo

Título do original:
Jetzt Hab Ich's Satt!

Edição	Ano
1-2-3-4-5-6-7-8-9	99-00-01-02-03

Direitos de tradução para a língua portuguesa
adquiridos com exclusividade pela
EDITORA CULTRIX LTDA.
Rua Dr. Mário Vicente, 374 — 04270-000 — São Paulo, SP
Fone: 272-1399 — Fax: 272-4770
E-mail: pensamento@snet.com.br
http://www.pensamento-cultrix.com.br
que se reserva a propriedade literária desta tradução.

Impresso em nossas oficinas gráficas.

Sumário

Prefácio

«*Comer em excesso*» — parece ser um comportamento inofensivo, e em geral é inofensivo. Mas as fronteiras entre o inofensivo e o problemático são facilmente confundidas.

Quando *comer em excesso* se torna um problema, trata-se, em geral, de um problema complexo, para o qual não existe uma solução simples.

Existem motivos saudáveis e outros menos saudáveis para se comer *mais*. Este livro não aborda nenhum distúrbio alimentar específico, mas pretende mostrar às mulheres que existe um «*comportamento tipicamente feminino*» em relação à *alimentação*. São os nossos *sentimentos de culpa* associados ao ato de comer em excesso e o nosso propósito de iniciar uma dieta — amanhã — que dão início a um círculo vicioso que pode transformar a prática meramente circunstancial de comer em excesso num problema para o resto da vida. É nesse momento que o problema da alimentação começa a empurrar para o segundo plano nossos verdadeiros problemas (dificuldades para impor limites, problemas existenciais, fome de vida e de amor). Se você fizer um relatório de consumo de alimentos, você ficará conhecendo melhor os motivos que estão por trás de seus «momentos problemáticos». Com este livro eu gostaria de oferecer algumas sugestões de como compreender e controlar melhor seu comportamento com relação à comida, bem como estimular você a superar seus problemas com relação à alimentação.

Eu gostaria de agradecer aqui a todas as mulheres com distúrbios alimentares que me permitiram partilhar de seus problemas. Eu gostaria também de agradecer ao meu amigo Dr. Peter Kleesz pela leitura crítica do manuscrito, e à Dra. Christine Flitner pelo apoio e encorajamento.

Karlsruhe, janeiro de 1997 *Renate Göckel*

Capítulo 1

Bons Propósitos?

Todos nós comemos em excesso, uma vez ou outra. Ou porque os doces na noite de Natal estavam especialmente gostosos, ou porque o cardápio de frios estava tão variado que era difícil escolher.

Isso não é muito grave — se se tratar de um homem ou de uma criança. Mas se for uma mulher — vou chamá-la de Karin — que come demais, então ela começará a se preocupar com o risco de engordar, ou poderá se recriminar por não saber se controlar. Esses pensamentos logo se transformam em sentimentos de culpa para Karin, e ela os compensa prometendo a si mesma comer menos no dia seguinte. Mas no dia seguinte haverá outras tentações e Karin mais uma vez não resistirá a elas.

Assim é criada a espiral dos sentimentos de culpa e das promessas não-cumpridas. E quando a ingestão de alimentos se associa a sentimentos de culpa, o distúrbio alimentar está iminente.

> ***Com o aumento do peso, a autoconfiança diminui, aumentam os sentimentos de culpa e a pessoa passa a se recriminar. Quando o ato de comer se associa a sentimentos de culpa, é sinal de que a pessoa está a um passo de um distúrbio alimentar.***

Existe uma atitude que infalivelmente leva a pessoa a engordar «sem perceber». Ela toma seu propósito: «Hoje já comi demais, e já não há como remediar isso. Mas a partir de amanhã, vou seguir direitinho o meu regime.»

Por pouco ou por mais tempo, só a primeira parte funciona: «Hoje você pode comer à vontade.» Karin, então, come nesse dia tudo o que nos outros dias ela se propõe a não comer. Com o aumento do peso, sua autoconfiança diminui e aumentam os sentimentos de culpa, os propósitos e as reprimendas por não conseguir cumpri-los.

Há mulheres que então se tornam vítimas de bulimia. Elas provocam o vômito, para livrar-se do excesso de comida, ou então livram-se dele tomando laxantes. Outras lutam contra o excesso de peso, debatendo-se de tempos em tempos numa rede das mais variadas dietas e deixando as soluções de seus problemas e as grandes decisões de sua vida para quando estiverem magras.

Todas essas «soluções» tiram de Karin a energia de que ela precisa para fazer coisas muito mais importantes em sua vida. Elas também destroem toda a confiança dela na sabedoria do corpo.

Saciada ou Satisfeita

Conheço o caso de um cachorro que, quando filhote, na Espanha, tinha de procurar sua comida no lixo. Uma pessoa que se condoeu do animal levou-o para a Alemanha e passou a alimentá-lo bem. O cachorro, porém, ainda se sentia na Espanha. Ele devorava tudo que fosse comestível, tudo o que encontrasse pelo caminho, num total desespero, às vezes com embalagem e tudo. Quem sabe se no dia seguinte ainda haveria algo para comer? Não seria então mais sensato se fartar de comer agora, até onde desse para agüentar? O cachorro, podemos imaginar, está gordo como um porco. Mas isso não parece preocupá-lo. O importante é comer até se fartar. Também conheço um gato e um coelho que cresceram em meio à fartura e que sempre puderam comer tanto quanto quisessem. Eles também não são muito magros. Ambos comem muito, às vezes mais, às vezes menos. E só param quando estão fartos. Mas eles não se sentem saciados senão quando estão para estourar de tanta comida.

Mas quando é que você se sente farta? Saciada e satisfeita? Estar saciada parece ser algo totalmente positivo. Ter algo à saciedade significa ter em excesso. Ambas as coisas estão muito próximas.

Para muitas de nós, as fronteiras entre as duas situações desapareceram, e não apenas no caso da comida. Por esse motivo, devemos nos perguntar, sempre que comemos «demais»: *com o que é que eu não estou satisfeita na minha vida? O que eu gostaria de mudar nela? Será que um aspecto importante da minha vida está sendo negligenciado? De que eu realmente tenho fome?*

Nem Todo Regime Significa Passar Fome

Durante as guerras, em períodos de escassez de alimentos e sempre que por um longo período não existe muita comida disponível, as pessoas se comportam como o cachorro espanhol. Essa é uma reação perfeitamente adequada, pois com uma boa camada de gordura nos quadris podemos sobreviver muito mais tempo com o estômago vazio do que conseguiríamos sem essas reservas.

Quando Karin faz um regime e consegue fazê-lo por algumas semanas, ocorre uma mudança em seu corpo: ele começa a poupar suas reservas de gordura.

O corpo reduz sua temperatura para não queimar «inutilmente» calorias demais. Karin fica então com frio e coloca um casaco bem grosso: ela aumenta seu isolamento térmico. O corpo de Karin reduz sua necessidade de movimento para poupar calorias. E ele tem outras alternativas mais drásticas ainda para fazer Karin poupar calorias: ele reduz seu consumo de calorias em estado de repouso em até 40%! Ele também reduz a taxa de serotonina (um neurotransmissor) no cérebro de Karin, assim como a taxa de glicemia (o nível do açúcar no sangue). Karin se sente apática, mal consegue animar-se a fazer alguma coisa. Também fica de mau humor. Se, apesar disso, ela conseguir manter o regime por mais algum tempo, vai se sentir deprimida e sem perspectivas. Então ela irá para a cama, ficará enrolada em cobertores e tentará se aquecer com bolsas de água quente (em especial nos pés, que ficam muito frios). Karin dormirá muito — e sonhará com uma refeição farta. Ela ficará retraída, mal conseguirá se concentrar, não sentirá mais desejo sexual e chorará com muita facilidade. Vez ou outra, em especial depois das parcas refeições, ela recuperará o bom humor. Mas isso durará pouco. As flutuações de humor tomarão conta dela.

Quando fazemos um regime, o corpo reage passando a economizar energia. Ele reduz o consumo de calorias em até 40%, para resistir à «fome».

Durante esse tempo todo, o organismo de Karin está perdendo água, proteínas e tecido adiposo. Ela emagrece. Que ótimo! Mas quem já fez um regime por mais de uma semana sabe que os quilos vão desaparecendo cada vez mais devagar. A partir de um certo momento, a pessoa não «ganha» quase mais nada em troca de todo o sacrifício. E o corpo passa pela experiência da fome — e aprende com essa experiência.

Ele aprende a ajustar seu consumo de calorias para níveis mais baixos.

Quando a dieta termina, Karin volta a comer normalmente. Mas seu corpo pensa: «Chega de migalhas. Quem sabe quando haverá de novo algo bom para comer.» E Karin não consegue mais parar de comer.

É Uma Questão de Sobrevivência

Para o corpo de Karin, é conveniente que ela não se sinta mais «saciada»; assim ele consegue uma boa camada de gordura e pode resistir melhor a um outro período de privação. A confiança que Karin sentia quando estava saciada acabou. Agora ela também come mais rápido que antes de fazer o regime — como se alguém quisesse tirar-lhe algo. E mais uma vez seu corpo tem razão: ela se tornou a maior inimiga de si mesma.

Por garantia, o corpo de Karin permanece num nível de baixo consumo. Agora ele armazena sobretudo gorduras. Onde antes havia músculos (proteínas), agora existe gordura. Dessa forma, emagrecer vai se tornando um processo cada vez mais lento. Esse é um modo de manter as reservas para tempos difíceis. Karin vai se pesar alguns dias depois de terminado o regime «bem-sucedido» — e tem um grande choque. Ela engordou dois quilos! Isso é demais! Ela tem vontade de gritar. Ela poupou calorias em cada bocado que ingeriu e, no entanto, está tudo ali de volta! Existe apenas uma solução: voltar ao regime! E agora um regime muito mais radical. Mas, o que fazer durante o resto do dia? Afinal o dia já está perdido! Se o regime começa amanhã, então hoje eu ainda posso... Karin não deixa que sua mente brinque com esses pensamentos, mas, sem perceber, já está comendo às colheradas o resto do pudim que sobrou do dia anterior. Se a partir de amanhã tudo é proibido, então hoje é preciso «acabar com tudo», sem deixar restos. É lógico ou não? O corpo de Karin também acha isso muito lógico. Conseguir uma camada de gordura — esse é o seu modo de se rebelar, gritando —, é tudo o que você pode conseguir. Há o perigo de voltar a passar fome. O corpo grita: Socorro! Socorro!

Se Não Fossem os Sentimentos de Culpa...

Se o risco de passar fome leva o corpo a reduzir drasticamente o consumo de calorias, então o excesso deveria fazer com que o corpo passasse a desperdiçar calorias?

É verdade. Se há um excesso disponível, então pode-se desperdiçar. A esse respeito existem algumas pesquisas científicas realizadas com ratos e com seres humanos. No caso da pesquisa com humanos, ela foi feita com prisioneiros e com homens que se recusavam a prestar o serviço militar e faziam greve de fome em protesto à convocação para a guerra do Vietnã, na década de 70. Todos os alvos da pesquisa eram homens — e, portanto, tinham um metabolismo diferente do metabolismo da mulher. Mas os resultados podem ser transpostos para o caso de mulheres, com certas restrições.

Os pesquisadores pretendiam que os participantes obtivessem um aumento de peso de 20 a 25%. Muitos deles tinham de ingerir 10 mil calorias por dia para atingir essa meta.

Muitos não conseguiram atingir a meta, isto é, eles não conseguiam comer o suficiente para chegar ao peso estabelecido. E o índice de seu metabolismo basal elevou-se de tal forma que para manter seu novo peso eles precisavam de 10kcal a mais do que antes do chamado «regime da cafeteria» (gordura e açúcar). Quase todos os participantes da experiência recuperaram depois rapidamente seu antigo peso.

> ***Em períodos de escassez de alimentos, ser magra não era algo pelo que valesse a pena lutar. Somente com a abundância é que se passou a exigir que as mulheres fossem magras como garotos adolescentes.***

Como já dissemos, as mulheres têm um metabolismo um pouco diferente do dos homens. Os homens em geral têm mais massa muscular que as mulheres, e essa massa muscular no estado de repouso tem um maior consumo de calorias que tecidos adiposos. As mulheres percentualmente têm maior concentração de tecidos adiposos em proporção ao peso do corpo. No decorrer de milênios, as mulheres tiveram de dar à luz, amamentar e criar muitos filhos. Isso exige muita força. Se a mulher não aproveitasse ao máximo os alimentos ingeridos, nos períodos em que houvesse escassez de alimentos ela não conseguia produzir uma prole numerosa. Isso significava a morte de seus próprios genes. Assim ela precisava ser capaz de adaptar seu corpo a condições de escassez. Então, sim, elas estavam aptas a sobreviver e transmitir essas «adaptações» genéticas à nova geração. Muitas mulheres têm essa tendência de aproveitar ao máximo os alimentos. Isso só se torna um problema quando a sociedade exige da mulher o corpo de um garoto adolescente como modelo ideal de beleza, e ela reage com sentimentos de vergonha e culpa quando não corresponde a esse modelo. Em períodos de escassez, a magreza nunca foi moda. Nesses períodos, a aparência de estar bem nutrida era um sinal de que as coisas iam bem para a pessoa. E agora, em tempos de fartura, temos de ter a aparência de esfomeadas? Isso produz expectativas enormes e bem pouco realistas com relação a nossa aparência.

Essas enormes expectativas produzem então este sentimento: «Eu preciso emagrecer.» E a obrigação de emagrecer gera sentimentos de culpa a cada bocado «a mais» que ingerimos.

É um círculo vicioso sem fim. Existe um meio de fugir dele?

É Possível Fugir do Círculo Vicioso?

Seu corpo tende a manter sempre um determinado peso? Esse pode ser o ponto para o qual ele está ajustado. Tem-se observado que o peso de animais e seres humanos permanece estável durante períodos extremamente longos. Isso nos leva a supor que o peso corporal está ajustado para manter-se num determinado ponto, da mesma forma que a temperatura do corpo e a pressão sangüínea. Esse ponto é chamado de «ponto de ajuste» (estabilidade ideal). Em termos simples: se seu ponto de ajuste for baixo, você pode comer como um touro, e a longo prazo vai engordar bem pouco. Se seu ponto de ajuste for alto, então seu corpo tende a armazenar rapidamente as calorias consumidas na forma de gordura. Os especialistas na área de nutrição calculam que, sem a função reguladora do ponto de ajuste, o mero consumo de um excesso de 100kcal por dia resultaria num aumento de 5 kg por ano, ou um consumo de 100kcal a menos por dia resultaria numa diminuição de 5 kg por ano.

Todos esses cálculos e teorias são muito interessantes, mas não explicam a situação específica em que *você* se encontra com relação ao problema de comer em excesso.

Você não consegue entender por que come demais? E você não pode mesmo entender, pois o hábito de comer demais tem exatamente essa finalidade: enevoar os sentimentos. E quando os sentimentos ficam envolvidos pela névoa, eles se tornam enigmáticos e a pessoa não percebe mais com clareza as verdades mais elementares sobre si mesma. Para entender melhor seu comportamento com relação à alimentação, você deveria começar por manter durante uma semana um registro alimentar.

Se você tem a sensação de que come demais, então faça as seguintes perguntas para si mesma:

- Tenho expectativas pouco realistas com relação ao meu peso?
- Tenho expectativas pouco realistas com relação ao consumo de calorias do meu corpo?
- Acho que meu corpo sempre precisa da mesma quantidade de energia ou aceito que haja uma margem de oscilação?

- Consigo distinguir entre fome e apetite?
- O que significa para mim estar «saciada»?
- Se estou insatisfeita, busco consolo e fuga na comida?
- Existem alimentos que eu me proíbo de comer?
- Se eu tivesse a aparência dos meus sonhos, o que mudaria na minha vida?
- Eu reprimo certos sentimentos desagradáveis ingerindo comida?

Capítulo 2

A Folha de Controle de Alimentos

Anote durante uma semana tudo que você comer e tomar. Sei que isso vai dar muito trabalho, mas valerá a pena (se você não trapacear ou comer menos que o habitual nessa semana).

Com isso você obterá informações sobre você mesma que ninguém mais poderia lhe dar.

Como preencher esse folha de controle?

Pegue uma folha de papel almaço formato DIN-A-4 e divida em seis colunas, como vem a seguir:

Data	Dia da Semana				
Antes de comer: Situação, sentimentos, pensamentos	Fome? Apetite?	O que e quanto comi:	Ainda não satisfeita, satisfeita, super-satisfeita	Depois de comer: Situação, sentimentos, pensamentos	Hora

Reserve um espaço na margem superior do papel para colocar a data e o dia da semana. Escreva na primeira coluna: *Antes de comer: Situação, sentimentos, pensamentos.* Na segunda, que pode ser mais estreita, escreva: *Fome? Apetite?* Na terceira coluna, mais larga, escreva: *O que e quanto comi?* Na quarta coluna, que também pode ser mais estreita, escreva: *Ainda não satisfeita, satisfeita, supersatisfeita.* Na quinta coluna, novamente larga, escreva: *Depois de comer: Situação, sentimentos, pensamentos.*

Se você provocar o vômito ou tomar laxantes, nessa coluna você deverá colocar também uma pequena letra V (para vômito) ou L (para laxante). Na última coluna, também mais estreita, escreva: a hora, isto é, o início e o fim da refeição.

Até este ponto, sem problemas.

O preenchimento dessa folha não é uma coisa muito fácil; por isso, vou dar algumas orientações.

A principal dificuldade para o preenchimento de uma folha de controle de alimentos é o medo da verdade. De repente, somos obrigadas a encarar de frente e sem dó o que «devoramos» no decorrer do dia. É um choque!

A principal dificuldade no preenchimento de uma folha de controle de alimentos é o medo da verdade.

Mas se você começar a controlar o seu comportamento com relação à alimentação, esse quadro evidentemente vai alterar-se. Mesmo assim, você vai obter informações valiosas. Em outras palavras: *melhor uma folha de controle de alimentos «otimizada» do que nenhuma.*

Não faça o seu controle quando estiver em férias ou em outras situações não comuns; procure reservar uma semana em que suas atividades sejam normais, pois as conclusões que você há de tirar deverão ser válidas também para o cotidiano, quando suas atividades são normais. Observemos agora com atenção os detalhes das diferentes colunas.

Antes de Comer

Anote com poucas palavras o que você está sentindo antes de comer. Por exemplo: «estou sentada, deprimida, à mesa da cozinha», ou «alegro-me pelo café da manhã», «sem vontade para nada», ou «muito ansiosa». Se souber por que motivo está deprimida ou ansiosa, anote isso entre parênteses: (cachorro doente) ou (prazo esgotando), para depois poder avaliar melhor esses sentimentos.

Fome ou Apetite?

Muitas mulheres não conseguem mais distinguir entre fome e apetite. A fome em geral se manifesta como um ronco no estômago ou como uma contração na região do estômago, quase sempre cerca de quatro horas após a última refeição. Há mulheres que só percebem que têm fome quando ficam com dor de cabeça, começam a tremer ou se sentem mal. São sintomas de uma baixa taxa de açúcar no sangue (hipoglicemia).

Procure prestar atenção aos sintomas que permitem que você perceba a sua fome. A fome também tem diferentes estágios. Muitas vezes o apetite ou o desejo de comer são, na verdade, fome psíquica: «está nos faltando algo» ou «estamos em busca de algo». O ato de comer é facilmente positivo, acalma e é melhor do que nada. Se você não sabe se é fome ou apetite o que está sentindo, coloque um ponto de interrogação em fome (F) e em apetite (A).

A Comida

Se você alguma vez já preencheu uma folha de controle de alimentos, você deve ter pesado com todo o cuidado cada bocado ingerido ou calculado seu teor calórico. *Não vai ser preciso fazer isso no nosso relatório!* Assim você não precisará anotar «100g de pão, 20g de manteiga e 50g de presunto». Basta escrever: «duas fatias de pão com presunto». Eu sei muito bem que «duas fatias de pão com presunto» podem variar muito e diferir bastante quanto ao teor calórico. E você sabe muito bem que até o pão com presunto que você mesma prepara pode variar bastante. Mas se isso a deixa mais tranqüila, você pode avaliar aproximadamente a quantidade de calorias. Quando no final do dia examinar as suas anotações, você imediatamente perceberá quais são os seus «momentos problemáticos». Por esse motivo, não é tão importante saber se você consumiu um pouco mais ou um pouco menos calorias. O importante é descobrir o que provoca esses «momentos problemáticos».

Ainda uma observação sobre as bebidas. Antes, eu pedia às mulheres que anotassem apenas as bebidas calóricas. Agora eu peço que elas anotem todas as bebidas, não para contar as calorias, mas para avaliar se a quantidade de bebida é suficiente. Muitas mulheres nunca têm sede. Elas apenas sentem fome ou têm uma vaga sensação de apetite, e então comem, quando na verdade deveriam beber. *Preste atenção à quantidade de bebida que você ingere.*

Os Graus de Saciedade

«Uma dona de casa pergunta a um convidado: ‹Você está satisfeito?› O convidado responde: ‹Eu nunca fico satisfeito. Ou tenho fome ou me sinto mal.›» Esse diálogo ilustra muito bem alguns de nossos hábitos alimentares. É num ponto entre esses dois estados que está a saciedade. Ninguém pode dizer o que para você significa estar satisfeita e quando você já está saciada. Quando sentimos um certo desconforto no estômago é porque já passamos desse ponto.

Os antigos romanos, quando comiam, se apoiavam sobre o lado esquerdo do corpo no divã, e esse — olhado de frente — tinha a extremidade em que ficava a cabeça situada do lado direito. Qual seria o motivo disso?

Se ao comer você se apoiar sobre o lado direito do corpo, você vai se sentir satisfeita mais rapidamente. E os antigos romanos já sabiam disso.

Nosso estômago faz uma curva para o lado esquerdo do corpo e depois, novamente, uma curva para a direita, voltando para a linha média do corpo. Na região próxima à curvatura da espinha está o piloro, ou a saída do estômago, que possui receptores para registrar se o estômago está cheio. Se a pessoa se apóia sobre o lado esquerdo, o conteúdo do estômago vai para o lado esquerdo e demora mais para ele se encher o suficiente para os receptores indicarem que ele está «cheio». Assim o romanos abastados podiam comer mais, sem serem incomodados pela sensação desagradável de estar de estômago cheio.

Você gostaria de se sentir mais rapidamente satisfeita? Então apóie-se sobre o lado direito do corpo ao comer.

Experimente. Isso realmente funciona.

Quando a sensação de fome resulta da queda da taxa de açúcar no sangue, a fome é saciada rapidamente, o que aumenta a taxa de açúcar. Aqui entra em cena o problema do açúcar.

Quando as crianças beliscam antes da refeição, elas perdem a vontade de comer durante a refeição, pois já estão saciadas. Mas o açúcar não deixa a pessoa satisfeita por muito tempo. A taxa de açúcar no sangue, sem dúvida, sobe, mas logo cai vertiginosamente. Assim a pessoa fica com fome de novo.

Procure observar quais são os seus sintomas de saciedade. Você vai perceber que a saciedade tem muitos graus. Se você estiver descontraída, vai sentir mais cedo os sintomas da saciedade. Muitas vezes você come quando está tensa. Então você diz para si mesma: «Agora está na hora de parar?» Observe e anote.

Depois de Comer

Como você se sente depois de comer? Você tem a sensação de estar bem saciada, satisfeita e descontraída? «Depois de comer você deve poder descansar ou andar um pouco», diziam os antigos romanos. Mas quase todos nós só podemos conseguir uma soneca depois do almoço ou um passeio para ajudar a digestão nos fins de semana. No entanto, seria bom fazer uma pequena pausa para descansar e fazer anotações na sua folha de controle de consumo de alimentos.

Você escreve na coluna *Depois de comer* a situação em que se encontra, seus sentimentos e seus pensamentos. Por exemplo: «Eu me sinto saciada e satisfeita. A comida estava uma delícia», ou «Estou farta e deprimida. Fracassei novamente», ou ainda «Isso não precisaria ter acontecido assim». Você lê ou vê televisão enquanto come? Isso também deve ser anotado nessa coluna. É na hora das refeições que acontecem as discussões em sua casa? Anote também. E se você provocar o vômito ou tomar laxante não se esqueça de incluir as letras V e L na sua folha.

A Hora

Se entre as nove e dez horas você comer cinco bombons, não precisa fazer as anotações da seguinte forma: 9h03: um bombom, 9h10: um bombom, 9h15: um bombom etc. Basta escrever 9-10 horas: 5 bombons. A indicação da hora permite que você perceba com clareza quando você come, se mais cedo ou mais tarde, e também indica quais são os horários em que você come. Por exemplo, se você não come nada até as 13 horas, se a sua principal refeição do dia é feita às 22 horas e se as distâncias entre as refeições são longas ou curtas — tudo isso você perceberá por meio das anotações. Essa é uma coluna estreita, mas importante.

Últimos Preparativos

Depois de preparar as sete folhas necessárias para preencher o controle de consumo de alimentos durante uma semana, você deve decidir quando vai começar a preencher as folhas. Certas mulheres acham que as dietas e as folhas de controle de alimentos devem ser iniciadas sempre na segunda-feira. Ou de manhã. O perigo presente nesse tipo de atitude está em que, até começar a fazer as anotações, a pessoa tem um bom tempo para comer tudo o que ela gostaria de evitar durante o período em que estiver preenchendo a folha de controle. Esse modo de pensar é uma forma de a pessoa enganar a si mesma. Nesse caso, é melhor você não começar a preencher sua folha de controle, e sim ler este livro até o fim. Com isso você poderá ficar tão estimulada e conseguirá tantas dicas sobre seu padrão alimentar que ficará curiosa em obter informações mais detalhadas. Dessa forma, começará a preencher sua folha de controle de consumo de alimentos com outra motivação, pois você vai querer realmente entender o seu comportamento com relação à comida.

Você se sentiria constrangida se o seu marido, seus filhos ou as pessoas com quem você mora encontrassem sua folha de controle alimentar? Então procure escondê-la. Faça as anotações escondida, se for necessário, no banheiro. Ou leve-a consigo para o trabalho, se você acha que em sua casa ela poderia ser encontrada muito facilmente. Certas mulheres costumam levá-la consigo na bolsa, aonde quer que vão. Mulheres cuja folha de controle foi encontrada passaram por experiências humilhantes, desde a leitura em voz alta, e com desdém, pelos membros da família, até o encerramento de sua conta no banco pelo marido que, de posse da folha, fez o cálculo de quanto dinheiro sua mulher «vomitava» diariamente no banheiro. Você pode fazer as anotações depois de cada refeição. A vantagem disso está em que fica mais fácil lembrar-se bem de cada detalhe. Mas você também pode fazer todas as anotações no final do dia, se esse for um momento em que você pode conseguir mais tranqüilidade para se dedicar à tarefa.

Minha Dica:

Procure descobrir como fica mais fácil para você fazer as anotações: secretamente ou mais ou menos em segredo. É a sua folha de controle e não é da conta de mais ninguém. Você não tem de prestar contas a ninguém — a *ninguém*.

Se você perceber que a atividade de preencher a folha de controle leva você a ataques de compulsão alimentar, porque tem dificuldade para lidar com a verdade sobre si mesma, ou porque você tende a buscar fazer um controle «perfeito» — também nesses casos você deve adiar esse controle para depois. Ou então, preencha o controle apenas por dois ou três dias.

Bem, espero que você consiga obter uma semana de controle bem informativa. Se quiser, você poderá manter a atividade de preencher a folha de controle durante um tempo maior, mas você logo perceberá que os padrões alimentares se repetem. Mesmo que você, no início, tente «enfeitá-lo» um pouco, o mais tardar no quarto dia seu comportamento alimentar terá voltado ao normal e, então, você poderá obter as informações desejadas.

Karin e Stefanie

Quer você decida começar já a preencher a sua folha de controle, ao mesmo tempo que continua com a leitura do livro, quer você prefira continuar a ler, sem começar já com o controle, eu gostaria de apresentar duas mulheres que, a partir de agora, vão nos acompanhar até o final do livro. Elas vão contribuir com suas experiências com a alimentação, com suas dúvidas e opiniões, e vão ajudar você a conhecer melhor o seu comportamento com relação à alimentação.

> Karin: «*Tenho 29 anos de idade e sou dona de casa. Meus dois filhos, Jan e Lena, estão agora com seis e quatro anos. Tenho 1,68 m e peso atualmente 75 kg. Eu não me sinto bem com esse peso e gostaria de emagrecer. Mas não estou conseguindo. Acho que meu maior problema é estar insatisfeita comigo mesma e com a vida. Sinto que sou um fracasso. O papel de dona de casa não me deixa realizada. Meu marido segue em frente com sua carreira e, enquanto isso, eu vou ficando com o ‹trabalho sujo›. Interrompi meus estudos de medicina quando Jan nasceu. Meu marido continuou se desenvolvendo: hoje ele trabalha dia e noite e eu fico em casa como 'pau pra toda obra'. Eu fico com a responsabilidade sobre tudo: cuidar de casa, das crianças e de tudo o mais. Para mim isso é, de um lado, demais, de outro, muito pouco. Não consigo mudar essa situação. Leio muito e com isso acabo esquecendo meus problemas. Mas quando me dedico à leitura, tenho sentimentos de culpa e então começo a comer. Também não tenho amigas verdadeiras. As mães dos coleguinhas de meus filhos são, desculpe a expressão, muito simplórias. Minhas antigas colegas de estudo se dispersaram e eu não tive mais contato com elas. E os amigos e conhecidos de meu marido são bastante simpáticos e divertidos, mas os temas de suas con-*

versas se resumem basicamente a dois: o hospital e as férias. Isso é muito pouco para uma amizade. Eu me sinto totalmente insatisfeita. Mas também não tenho coragem de tentar mudar essa situação».

Stefanie: «*Tenho 23 anos e já sou secretária executiva. Para isso é preciso ter boa aparência e estar sempre na moda. Tenho 1,72 m de altura e peso 60 kg. As pessoas sempre estão elogiando minha aparência, mas eu gostaria de chegar aos 55 kg. Com esse peso eu fico melhor ainda e meu queixo duplo desaparece. Vejo minha aparência como um capital na minha profissão. E eu me esforço muito para conservar esse capital. Mas ultimamente tenho tido ataques de compulsão alimentar com freqüência cada vez maior. No dia seguinte eu fico sem comer para compensar tudo o que comi em excesso. Às vezes eu também provoco o vômito ou tomo algum laxante. Mas só de vez em quando. Eu não estou satisfeita com a minha vida, pois vivo sozinha. Eu gostaria de ter alguém, pois eu não sei lidar direito com a solidão. Assim, no meu tempo livre eu freqüento diversos barzinhos. Mas estou sempre encontrando o homem errado, e por frustração eu acabo comendo descontroladamente. Mas quando engordo, aí é que eu não consigo mesmo um namorado. Isso é algo de que tenho um medo tão grande que beira o pânico. Por outro lado, meus pais são adoráveis e eu vou vê-los todos os dias. Minha mãe cozinha para mim e lava minhas roupas, e isso facilita a minha vida. No meu apartamento eu me sinto angustiada; por isso quase nunca estou lá. Eu também nunca cozinho para mim, pois não vale a pena cozinhar para uma pessoa só. Se não fosse minha amiga Petra, eu me sentiria muito solitária. Interiormente, estou sempre inquieta e em busca de alguma coisa. Mas o que é que eu procuro? A comida desvia minha atenção desses sentimentos de insatisfação e também me acalma. Chego a tomar um litro de café e fumo de 10 a 15 cigarros por dia. Talvez isso também me deixe mais nervosa. Eu gostaria de ser mais calma e descontraída e de me sentir bem, mesmo quando estou sozinha.*

Karin e Stefanie fizeram seu controle de consumo de alimentos. A seguir, você encontrará os controles de um dia típico de cada uma delas.

Duas folhas de controle de consumo de alimentos

O Controle de Karin:

Antes de comer	*F? A?*	*O que e quanto comi?*	*Satisfeita?*	*Depois de comer*	*Hora*
Alegro-me pelo café da manhã	F	2 fatias de pão 1 iogurte 2 xícaras de café	Satisfeita	Tenho de levar Jan e Lena à escola	8h 8h30
Tédio, preciso arrumar a casa	A	2 barras de chocolate pequenas 5 bombons	?	Sentimentos de culpa; sem vontade de arrumar a casa	9h
Fiz compras; preciso preparar o almoço	A	1 pedaço de torta 1 taça de pudim	Super-satisfeita	Mais sentimentos de culpa; preciso buscar as crianças logo	11h
As crianças fazem muito barulho; estou exausta	Nada	1 colher de macarronada, 1 colher de espinafre 1 copo de leite	Super-satisfeita	Nem precisava comer nada; ainda estou com o estômago cheio com o que comi antes do almoço	12h 13h
As crianças estão brincando; eu gostaria de ter um pouco de sossego	A	1 picolé 1/2 xícara de morango, chá	Super-satisfeita	Tédio, sensação de vazio	14h 14h30

Antes de comer	*F? A?*	*O que e quanto comi?*	*Satisfeita?*	*Depois de comer*	*Hora*
Demos uma saída; conversei um pouco com a vizinha; sinto-me bem	A	3 waffles 2 tabletes de chocolate pequenos 5 docinhos de amendoim, 1 copo de suco de frutas	Super-satisfeita	Sentimentos de culpa; faço a limpeza, preciso ainda passar as roupas	15h30 - 16h30
Ulf ligou avisando que vai chegar mais tarde; raiva; sentimento de impotência	A	2 maçãs 1 taça de pudim de chocolate; água	Satisfeita	Corro com o trabalho (passar as roupas)	17h15
As crianças precisam jantar	A	1 sanduíche de queijo, salada de pepino 3 copos de suco de maçã	Satisfeita	Comi junto com as crianças; tive de beliscar alguma coisa	18h - 18h45
Ulf chega do trabalho; estou de mau humor; jantamos juntos	?	2 fatias de pão de queijo 1 fatia de pão com salsicha 2 copos de cerveja	Super-satisfeita	Ulf me dá uma bronca por eu comer demais; raiva; impotência; gostaria de vomitar tudo	19h - 19h45

Antes de comer	*F? A?*	*O que e quanto comi?*	*Satisfeita?*	*Depois de comer*	*Hora*
Fico vendo televisão com Ulf; não temos assunto para conversar; sentimento de vazio, solidão, tenho vontade de me embebedar	?	2 copos de vinho salgadinhos, batatas-chips, amendoins	Super-saciada	Raiva de mim mesma, por comer tanto	22h - 23h
Todos foram para a cama, exceto eu. Por fim, tenho um pouco de paz. Leio e me sinto bem	A	5 bombons	Super-saciada	Hoje comi demais outra vez. Amanhã vou comer menos. Sinto-me um pouco deprimida	23h30

Examine com atenção esse controle alimentar. Você percebe a relação entre certos sentimentos e as oscilações na ingestão de comida? Procure compará-lo com o controle de consumo de alimentos de Stefanie que damos a seguir. Fazendo a comparação você perceberá melhor os contrastes.

O Controle de Stefanie:

Antes de comer	*F? A?*	*O que e quanto comi?*	*Satisfeita?*	*Depois de comer*	*Hora*
Sair da cama; O que devo vestir? Me arrumo; estou atrasada	F	4 xícaras de café 1 iogurte 1 maçã	Satisfeita	Corro até o metrô, com muita pressa	7h30
Muito trabalho; e o chefe está de mau humor	F	2 xícaras de café	Não estou satisfeita	Continuo com o trabalho de digitação	
Converso com colegas; preferia estar sozinha	F	Almocei na lanchonete: bife, macarronada, um pouco de legumes, um copo-d'água	Satisfeita?	Com a conversa, não percebo o que estou comendo nem quando estou satisfeita	12h - 13h
O chefe me passa ainda um relatório para digitar; 132 páginas. Quase jogo longe de raiva, mas não digo nada	Sede	3 xícaras de café	Não-satisfeita	Estou muito nervosa; o relatório tem de estar pronto em uma semana — com todo o resto do trabalho para fazer	15h30
Estou cansada, mas consegui dar conta de boa parte do trabalho. O chefe está contente	Sede	3 copos-d'água	Não-satisfeita	Gostaria de poder ir para casa, mas trabalho mais meia hora digitando	17h30

Antes de comer	*F? A?*	*O que e quanto comi?*	*Satisfeita?*	*Depois de comer*	*Hora*
Andei um pouco pela cidade; comprei mais alimentos	F	3 docinhos 2 tabletes de chocolate 2 fatias de pão com presunto 1/2 garrafa de refrigerante	Supersaciada	Vomito uma parte do que comi; sinto-me horrível; vou deitar um pouco	19h15
Uma longa conversa com minha mãe pelo telefone; ela me dá uma bronca por eu não ter passado para vê-la; ela me deixa muito irritada	A	1/2 pacote de biscoitos um punhado de chocolate em pastilhas, 2 copos-d'água	Supersaciada	Sentimentos de culpa, envergonhada por minha gula e por não conseguir me controlar. Sou um fracasso	21h30
Vejo televisão; sinto-me desiludida e com sono	A	1 maçã	Satisfeita	Vou dormir	22h30

Contrastes e Semelhanças

O comportamento de Stefanie com relação à comida é bem diferente do de Karin. Enquanto Karin está a toda hora comendo algo, Stefanie faz pausas longas — longas demais — entre as refeições. Karin não tem «momentos problemáticos», Stefanie tem, e eles ocorrem à noite. As duas têm sentimentos de culpa por comerem demais — e nenhuma delas procura observar o que está realmente por trás desses sentimentos. Stefanie toma muito café (nove xícaras) e fuma bastante. Karin não consegue se conter e acompanha os filhos e o marido durante as refeições, mesmo já estando satisfeita. Ambas têm seu comportamento *determinado pelos outros*. As duas gostariam de ter mais tranqüilidade e descontração. Nenhuma das duas teve nesse dia uma boa conversa (Karin conversou um pouco com a vizinha) em que pudesse desabafar e falar um pouco sobre suas preocupações. Ambas evitam entrar em atrito com os outros. As duas comem quando, na verdade, estão apenas com sono ou cansadas. As duas estão sob *stress*: Karin devido às exigências dos filhos e do marido; Stefanie devido às expectativas do chefe e da mãe. Nenhuma das duas busca solução para suas próprias necessidades.

As duas mulheres acham que a comida é o problema, pelo menos segundo as anotações desse dia. Karin faz a si mesma a promessa de no dia seguinte comer menos; Stefanie se envergonha de sua gula e se considera um fracasso. A baixa auto-estima provoca mais «fome».

Para Avaliação

Quando tiver preenchido os formulários de controle de alimentos durante uma semana, examine cada um dos sete dias e faça um círculo vermelho em torno de todos os seus «momentos problemáticos».

Em seguida, calcule os *intervalos entre as refeições*. Se você — como Stefanie — tiver bebido três copos d'água, isso naturalmente não deve ser considerado como sendo uma refeição.

Eu considero uma refeição a ingestão de, no mínimo, 300kcal. Marque ingestões menores com um círculo verde. Calcule depois quanto aproximadamente você bebeu. Sublinhe o café com um traço marrom e bebidas alcoólicas com um traço violeta. Em seguida, observe os fatores que levam você a comer demais na coluna «*Antes de comer*». Quanto mais detalhadamente você tiver feito suas anotações, mais informações você vai ter agora. Assinale estes fatores com cores diferentes: cansaço, tédio, *stress* (prazos, expectativas, pressa), raiva, resignação (depressão) e medo.

Agora sua folha de controle está toda colorida. Existem algumas cores que predominam?

> ***Para Você Pensar: Não existe um comportamento que possa ser denominado como «comportamento alimentar normal».***
>
> Existem muitas e diversificadas teorias sobre qual deve ser a alimentação ideal. Elas concordam apenas em que os alimentos devem ser os mais naturais possíveis. Há também um consenso básico entre todas elas sobre a quantidade de alimentos que deve ser ingerida em cada refeição: «tomar o café da manhã como um rei, almoçar como um homem do campo e jantar como um mendigo».

Também há um consenso em se achar que uma refeição farta às 23 horas não é saudável. Mas o que acontecerá se você tiver de fazer um turno à noite, ou quiser passar a noite dançando? Como você pode ver, todas essas «regras» devem ser adaptadas à vida — a sua vida.

Os Momentos Problemáticos

Os «momentos problemáticos» devem ser as ocasiões que lhe apresentam maiores dificuldades. É o momento em que você começa a comer e não consegue mais parar. Seu momento problemático é a *principal refeição do dia*?

Talvez seja esse o momento que você reserve para, finalmente, comer «o suficiente». A principal refeição costuma ser um momento importante do dia no seu círculo familiar ou de amigos. Esse momento não serve apenas para que nos alimentemos, mas também tem a função de *fazer sentir-nos integrados* nos relacionamentos com as pessoas. Um «companheiro» (do latim *cum pane*) é a pessoa com a qual se come pão. Fazer a refeição principal do dia junto com outras pessoas faz sentir segurança e dá uma sensação de proteção e aconchego. Também ajuda a nos «reabastecer» em todos os sentidos. Possivelmente, você também precisa ponderar quando há algo muito bom para comer? Então a razão de você comer demais poderia estar na *inveja de outros comendo*. Não ria. Ter inveja dos outros comendo é um instinto de sobrevivência primordial e não um «defeito» pessoal. Se você sente inveja dos outros comendo, deve haver ou deve ter havido motivos para isso e, simplificando, você deve ter guardado consigo os sentimentos gerados por essa experiência. Todo ser humano sente inveja dos outros comendo quando algum bem se torna escasso. E o sentimento de ficar para trás é um dos sentimentos mais violentos e angustiantes que podem tomar conta de um ser humano. Ele pode desencadear assassinatos e guerras, atiçar ódios e inimizades.

A inveja de outros comendo é um instinto de sobrevivência primordial. Se você sente inveja dos outros comendo, você deve ter tido ou tem seus motivos.

Considere agora o tempo que você fica à mesa. Se você come rápido e seus companheiros de mesa comem devagar, você já deve ter passado pela experiência de ficar sentada à mesa, entediada. Você já terminou sua refeição e os outros continuam mastigando. Então, depois de uns cinco minutos, você «fisga» mais uma garfada de salada. Um pouco depois, você se serve de um pedaço de carne assada e, para que não fique tão seca, você pega também uma colher de macarrão com molho. Você pode evitar isso. Não fique tão preocupada em evitar ser mal-educada e saia da mesa tão logo termine a refeição. Explique aos seus companheiros de mesa o motivo disso. Se eles não quiserem entender, procure se lembrar do que é mais importante para você: aprender a dar importância às suas necessidades ou não dar motivos para os outros reclamarem? Mesmo que no início eles reclamem, logo eles se acostumarão com o seu novo hábito. Você também não terá de sair da mesa logo que acabar a refeição pelo resto da sua vida, mas somente até perder o automatismo desse hábito («sentar à mesa = comer»).

> Karin: «*Eu acho que, para mim, é a inveja dos outros comendo e ao mesmo tempo ter de esperar até os outros terminarem. Ao ver todos comendo à vontade, às vezes eu tenho a sensação de que não é justo que todos possam comer tanto. E eu que tive todo o trabalho para preparar a comida tenho de me conter. Não, às vezes eu penso comigo, e então procuro ingerir mais alguma coisa. Eu sinto isso como uma espécie de compensação justa.*»

Procure ver se, ao comer, você também não está procurando uma «compensação justa».

Você tem «momentos problemáticos» depois de passado um bom tempo desde a última vez que comeu? Se a sua última refeição foi feita cinco ou seis horas antes e o teor de açúcar nela presente era muito alto, pode ser que a causa do seu «momento problemático» esteja numa *hipoglicemia* (baixo nível de glicose). Isso significa que houve uma queda na taxa de glicose no seu sangue. Essa taxa é medida em porcentagem por grama e sua média normal é 100, mas ela pode cair até 60. Nesse caso, está ocorrendo uma hipoglicemia. Muitas pessoas ficam mais facilmente hipoglicêmicas que as outras. Se na sua família existem casos de diabetes, é possível que outros membros da família tenham uma «taxa instável de glicose no sangue», isto é, o nível da glicose no sangue oscila muito: ele sobe rapidamente e decai também rapidamente. Se essa queda rápida é provocada, por exemplo, pelo excesso do hormônio chamado insulina, a glicose que entra no sangue é imediatamente transformada em gordura e armazenada. E a pessoa logo fica com muita fome. Esse mecanismo pode atuar mais intensamente se as refeições tiverem um alto teor de açúcar.

O baixo nível de glicose no sangue pode provocar surtos de suor, tontura, taquicardia, dificuldade de concentração, dor de cabeça e fome exacerbada.

A hipoglicemia provoca surtos de suor, tontura, taquicardia, dificuldade de concentração, dor de cabeça e fome exacerbada. Assim, se você começar a comer, vai engolir tudo rapidamente, para que o nível de glicose no sangue suba logo e você volte a se sentir bem. Quando você termina de comer, a glicose volta ao nível normal, mas então você já ultrapassou em muito o seu ponto de saciedade, porque estava tão tensa, com fome e ansiosa por comer que não conseguiu perceber quando já estava saciada.

A hipoglicemia pode ser evitada se a pessoa fizer refeições pequenas e com freqüência. Essas refeições devem conter proteínas e gorduras, mas sobretudo carboidratos. A porcentagem de glicose deveria ser mínima, e a de carboidratos (pão, cereais, batata, macarrão, arroz) deve ser alta. Um sanduíche de queijo vai manter elevada a sua taxa de glicose no sangue por mais tempo que uma porção de bombons. O sanduíche, por assim dizer, «dura mais» e favorece a manutenção da taxa normal de glicose. Experimente.

Stefanie: «*Como estou sempre com medo de que, depois de começar, eu não consiga mais parar, procuro evitar ao máximo comer freqüentemente. Eu gostaria de fazer apenas duas refeições ao dia: uma de manhã e a outra à noite. Mas eu em geral não consigo ficar tanto tempo sem comer. Assim, eu procuro passar esse tem-*

po entre as refeições tomando muito café e fumando. Mas quando chega o final da tarde, eu estou completamente ‹acesa› e agitada e mal consigo ficar sentada, quieta. Mas depois, em geral, eu como demais. Não apenas porque sinto uma fome louca, mas também porque esse é o único modo de eu ficar mais calma.»

No caso de Stefanie, podemos observar dois fenômenos. Por um lado, o café e a nicotina atuam sobre o nervo simpático. O coração reage com palpitações, surtos de suor frio, agitação, nervosismo e tremores de frio. Nesse estado, o organismo lança no sangue os «hormônios do *stress*», a adrenalina e a noradrenalina, que deixam as pessoas preparadas para enfrentar situações de perigo, em que têm de fugir ou lutar.

O sangue é bombeado para os músculos dos braços e das pernas (por isso Stefanie não consegue ficar sentada quieta); o coração bate mais rápido (para que o sangue possa ser bombeado rapidamente para os músculos); a capacidade de pensar é bloqueada (quando um tigre está diante de uma pessoa ou um caminhão dispara na direção dessa pessoa, ela não consegue pensar direito em como deve reagir); a sensibilidade à dor diminui (por isso Stefanie tem dificuldade de sentir os sinais emitidos pelo seu corpo); a circulação periférica do sangue (na região da pele) diminui para evitar eventuais perdas de sangue (a pessoa fica pálida de medo ou as mãos e os pés ficam frios).

Este é o segundo sintoma: Stefanie não sente fome (as funções do estômago são restringidas pelos «hormônios do *stress*»), mas apenas sede. A boca seca é outro sintoma da liberação de adrenalina no sangue (reação de alerta). Os sintomas da hipoglicemia e da liberação de adrenalina no sangue são muito semelhantes, até mesmo a fome exacerbada, que na verdade ocorre apenas com a baixa taxa de glicose no sangue.

Mas: a adrenalina é liberada no sangue pelo *stress* e pelo medo. Enquanto esses dois sintomas permanecem intensos, a maioria das mulheres não consegue comer. Mas quando o *stress* e o medo diminuem um pouco, muitas mulheres ficam com «fome». Isso acontece porque a comida funciona como calmante.

Mas como a percepção dos sinais do corpo diminui, a pessoa não toma consciência quando chega ao ponto de saciedade. O hábito de comer demais depois de passado o *stress* torna-se então automático. A pessoa come «para relaxar».

Você já observou uma criança de colo mamando? Ela vai ficando cada vez mais quieta, pega no sono, e o mundo parece mais acolhedor para ela. Observe se quando come «para relaxar» você não está tentando recuperar a sensação de um mundo seguro e acolhedor. Isso é normal e compreensível. E funciona — pelo menos até os primeiros cinco a dez bocados. A pessoa tem a sensação de satisfação e de que tudo vai bem.

> Stefanie: «*Quando sou tomada pela gula e me entupo de comida, eu digo a mim mesma que preciso parar, que já comi demais e que novamente fracassei. Então começo a comer cada vez mais depressa, pois na verdade não quero parar. Somente quando estou quase estourando de comer é que consigo parar. Então fico deprimida e me sinto incapaz de fazer qualquer coisa para mudar.*»

Stefanie não consegue parar porque não consegue mais perceber seu ponto de saciedade, pois seu corpo está tenso. Mas existe um outro motivo mais sutil pelo qual ela não consegue parar. Se Stefanie parar de comer, ela vai ter de começar a se recriminar. Isso vai acontecer de qualquer forma, com um excesso quer de quinhentas quer de 5 mil calorias. Mas com 5 mil calorias em excesso «vale mais» a pena. Por que ela deveria parar já nas quinhentas calorias? Mas, ao se censurar e recriminar, a pessoa apenas consegue provocar mais *stress* em si mesma e, para combatê-lo, precisará ingerir mais comida ainda.

Ajuda Para os Momentos Problemáticos

1. Garanta bem a sua porção de alimentos antes de começar a comer e repita continuamente para si mesma que você ficará satisfeita e que a quantidade é suficiente.

2. Saia da mesa após a refeição e, se possível, da sala de jantar, para não cair em tentação.

3. Faça refeições curtas e freqüentes para evitar os baixos níveis de glicose no sangue.

4. Quando estiver muito tensa, é bom fazer uma pequena pausa antes da refeição para relaxar. Deite-se no chão e observe sua respiração, ouça música ou simplesmente fique sentada, feche os olhos e pense em algo agradável. São suficientes cinco a dez minutos.

5. Nunca se recrimine, não importa quanto você tenha comido. Se você comeu demais é porque tinha motivos. O importante é descobrir quais foram esses motivos.

6. Beba dois litros de líquido (de preferência água, que seu organismo pode assimilar melhor) por dia. No verão, beba um litro a mais. Talvez você esteja interpretando sede como fome.

Capítulo 3

Quando o Corpo Pede Mais

Frio e Movimentação

Quando você sente mais fome, no verão ou no inverno? Atenção! Não estou perguntando quando você come mais, mas sim quando você *tem mais fome*. É no inverno que as pessoas sentem mais fome. O corpo precisa manter sua temperatura normal (aproximadamente 36,6º), não importa se a temperatura ambiente é +35º ou -25º. No *frio*, os vasos sangüíneos periféricos (na região da pele) se contraem para evitar a perda de calor. Ao tremer, o corpo também produz calor. Ao mesmo tempo, o corpo liga

> Na década de 60 um grupo de médicos americanos procurou fazer com que seus pacientes gordos emagrecessem levando-os para um acampamento no Alasca por quatro semanas. Os pacientes não puderam comer tanto quanto antes, porque isso poderia manter seu antigo peso. Eles emagreceram em média 10 kg, mas recuperaram o peso assim que voltaram para casa.

sua «fornalha»: ele acelera o metabolismo e queima um número maior de calorias (e gorduras). E isso provoca mais fome.

Ir morar no Alasca também não é uma boa solução — e menos ainda sem aquecimento.

Outro fator que provoca fome é o aumento de *exercícios*. Esqueça as antigas tabelas de calorias com a lista de quantas calorias você estaria queimando ao subir e descer escadas durante uma hora. Cada corpo tem suas taxas individuais de «dispêndio de energia». Ao executar o mesmo trabalho, um homem grande e corpulento consome muito mais calorias que uma mulher franzina.

O frio associado à movimentação provoca mais fome ainda. Não é nenhum acaso que o *fondue* de queijo tenha sido inventado na Suíça. Na verdade, nem sempre uma queima maior de calorias tem como conseqüência uma fome maior. Quando, por exemplo, você está com febre, seu corpo queima muito mais calorias, mas você pode estar totalmente sem apetite, mesmo que seu estômago esteja roncando de fome. Mas essa é uma outra história.

Alimentação Frugal

Conheci uma mulher que durante anos comia apenas duas rosquinhas por dia, e nada mais. Nos finais de semana ela sentia uma fome incontrolável por (não, não era por doces!), mas por frutas, carne, legumes, batata, macarrão e arroz. Deixando de lado o fato de que duas rosquinhas constituem uma alimentação muito pobre e o corpo dessa mulher tinha de se proteger contra a fome, estava em ação aqui também um outro mecanismo: a alimentação era tão frugal que ela tinha uma carência de sais minerais, vitaminas e outros elementos que o corpo consome em quantidades mínimas. O corpo dessa mulher fazia pressão para que ela comesse mais, pois quanto mais ela comesse mais chances haveria de que os elementos que estavam faltando estivessem presentes nos alimentos ingeridos.

Num hospital em Cleveland, Ohio, foi feita em 1926 uma pesquisa com diversos bebês com aproximadamente um ano de idade. Eles mesmos deveriam escolher seus alimentos em meio a um grande sortimento de produtos de origem animal e vegetal (por exemplo leite, frutas, carne, legumes, cereais, frango, peixe, ovos). Paralelamente, era feito um relatório, onde era anotado o consumo dos alimentos e era calculada a quantidade de nutrientes ingeridos. Como resultado, constatou-se que a alimentação escolhida pelos bebês era perfeitamente adequada para atender às necessidades de crescimento, peso, desenvolvimento dos ossos, musculatura e para seu bem-estar geral.

Os cientistas acreditam que os seres humanos dispõem de uma constituição biológica que — quando não é perturbada — induz a uma alimentação de acordo com suas necessidades.

As preferências dos bebês estavam sempre mudando. A alimentação era variada e equilibrada — mas eles não comiam de tudo todos os dias. Eles supriam suas reservas de vitaminas e minerais — umas após outras. Infelizmente, os pesquisadores não informam se também eram oferecidos doces às crianças. Pela minha experiência com crianças e doces, posso afirmar sem hesitar: quando há bastante guloseimas saudáveis à disposição, o consumo de doces diminui bastante. Quando não existe mais nada à disposição, a criança consome o que encontra. E você? Examine sua folha de consumo de alimentos e faça as seguintes perguntas:

Eu queria realmente comer ou simplesmente comi sem pensar?

Estou sempre comendo os mesmos alimentos para poder manter o controle de calorias?

Como deliberadamente uma maçã, quando na verdade gostaria de comer um chocolate?

Oscilações Hormonais

Karin fez sua folha de consumo de alimentos quando estava em seu período pré-menstrual. Como atuam as influências hormonais sobre nosso comportamento alimentar?

Karin: «*Na verdade, eu já notei que sempre três ou quatro dias antes de meu período menstrual, eu tenho a tendência de comer descontroladamente. É um período em que me sinto mais irritada, sensível e com tendência a chorar mais que o normal. Quando entro no período menstrual, esses sintomas desaparecem imediatamente e eu não sinto mais essa compulsão pela comida. No geral, eu me comporto com mais calma.*»

Durante o período pré-menstrual muitas mulheres sentem muito mais vontade de comer alimentos gordurosos e doces, às vezes também de comer alimentos gordurosos e condimentados (por exemplo, salame).

Cerca de dois dias depois da liberação do óvulo, a taxa de *progesterona* se eleva e a taxa de *estrógeno* diminui aos poucos. Mas não são apenas esses hormônios femininos que se modificam no decorrer do ciclo menstrual; também a taxa de *serotonina* diminui aos poucos. A serotonina é um neurotransmissor que envia informações de uma célula do cérebro para outra. Se o nível da serotonina é alto, nós nos sentimos equilibradas, tranqüilas e capazes de enfrentar dificuldades. Além disso, a taxa de *endorfina* (o «hormônio da felicidade») diminui na segunda metade do ciclo menstrual, o que faz com que nos sintamos lentas, apáticas, cansadas e de mau humor. Nos dias anteriores ao período menstrual, muitas mulheres sofrem um aumento na retenção de líquidos nos tecidos do corpo, e muitas também ficam com o estômago protuberante. As mulheres que se pesam diariamente e cujo bom ou mau humor depende do peso diário têm a impressão de que engordaram e acabam por se recriminar por terem comido «descontroladamente».

O desejo de comer chocolate que muitas mulheres sentem na segunda metade do ciclo menstrual não é um mito. O açúcar e a gordura ajudam a compensar a queda geral no humor.

Para esse aumento de peso, basta uma refeição com alimentos salgados para que o organismo retenha de um a dois litros de água (um lembrete: um litro de água pesa um quilo). Em geral, o estômago protuberante e a água retida desaparecem logo nos primeiros dias do período menstrual.

A ingestão de gorduras e açúcares responde a necessidades mais básicas. O açúcar provoca a elevação dos níveis de serotonina e a gordura eleva as taxas de endorfina. Por isso chocolates, bombons, geléias e alimentos análogos elevam nosso humor. Depois de ingeri-los, nós nos sentimos mais capacitadas para exercer nossas tarefas, somos mais ativas, espertas e nosso bom humor também aumenta. Ao consumir chocolate, estamos fazendo a coisa certa. Isso não significa que nesses dias devamos nos entupir com alimentos desse tipo — uma pequena quantidade basta, por repetidas vezes. Nosso corpo produzirá mais endorfina assim que passarmos a nos movimentar mais, porque a ingestão dessa pequena quantidade de alimentos nos fará sentir mais ativos e dispostos.

A Ovulação

No dia anterior e posterior à ovulação, o organismo da mulher fica saturado de hormônios e de endorfina. É o processo de reprodução que está em andamento, e a natureza segue seu curso. Ocorre uma irrigação mais intensa da pele e dos órgãos sexuais e nossa sensibilidade aumenta. Nossa capacidade de iniciativa também aumenta; nós ficamos mais otimistas (o pessimismo não favorece a reprodução), o cabelo fica mais solto e jeitoso e o desejo, bem como o apetite sexual aumentam. Ficamos um pouco *high*. Nesse momento, não existe motivo algum para que as mulheres comam mais. Ou existe?

> Stefanie: «*Na metade do ciclo menstrual, eu tenho a tendência a comer muito. Não porque eu sinta muita fome, mas porque fico muito inquieta. Fico ansiosa por não ter um parceiro, meu desejo sexual aumenta. Cheguei até a comprar um vibrador, que nesse período eu uso com mais freqüência. Mesmo assim, continuo sentindo falta de alguma coisa. Talvez de contato corporal, de ser tocada, abraçada. Então me sinto muito frustrada e como muito. Mas logo começo a me sentir melhor.*»

Os conflitos com a própria sexualidade e/ou com o parceiro podem se acentuar no período da ovulação e, dessa forma, provocar a compulsão alimentar. Boa parte das aventuras extraconjugais ocorrem nesse período. Diante da diversidade de estratégias para a reprodução que a natureza reserva para o mundo animal, não é de admirar que isso ocorra com os seres humanos. E, no entanto, nosso meio e até nós mesmas esperamos que nosso comportamento seja o mesmo em todos os dias do ciclo. Se não o fazemos, somos consideradas instáveis, volúveis e fracas. Mas, afinal, nós somos mulheres e não robôs.

> O corpo, evidentemente, precisa de mais nutrientes durante a gravidez e o período de amamentação. Infelizmente, muitas mulheres querem reduzir o excesso de calorias nesses períodos a um mínimo absoluto. Então o organismo procura compensar as deficiências provocando fomes incontroláveis. Afinal, ele está alimentando dois.

A pílula anticoncepcional também provoca em muitas mulheres uma fome maior, bem como a retenção de líquidos. Como a pílula simula para o corpo uma gravidez, ele reage da mesma forma que na gravidez: o corpo faz reservas para o caso de haver necessidade. Muitas mulheres também reagem à pílula com oscilações de humor — e as oscilações de humor também podem ser combatidas comendo mais.

Sono Atrasado

Verifique em seu formulário de controle alimentar se seus «momentos problemáticos» não são provocados pelo cansaço. Quando não se dorme o suficiente, o organismo procura compensar com comida a falta de energia. E isso funciona a curto prazo: logo a pessoa está ativa e mais atenta. Infelizmente, o efeito estimulante da comida não é muito prolongado e o consumo adicional de calorias não «compensa» o resultado obtido.

Nem todos nós podemos tirar uma hora de sono depois do almoço — e isso também não é tão necessário. O importante é fazer uma pausa, mesmo que por apenas dez minutos. Quem tem algum conhecimento de técnicas de relaxamento pode usá-las nessa hora. O relaxamento autógeno, a ioga e a meditação restauram rapidamente o equilíbrio interior. Além disso, podemos fazer um esforço para tomar consciência das exigências que nos são feitas e que estão nos pressionando em excesso — talvez possamos nos livrar de algumas delas. *Slow go* — essa é a regra, uma coisa de cada vez.

Em que período do ano você fez a sua folha de consumo de alimentos? Você come no inverno mais que no verão? Caso a resposta seja sim, isso não está relacionado apenas com uma maior necessidade de ingestão de calorias, mas sim com a queda do nível de serotonina. Essa queda infelizmente não acontece apenas na segunda metade do ciclo menstrual, mas também nos períodos em que os dias ficam mais curtos e, portanto, há menos luminosidade no nosso meio ambiente. Com a escuridão, decai a taxa de serotonina. A luz faz com que o nível de serotonina não caia, enquanto a glicose restaura esse nível! Não é à toa que a depressão, o consumo de álcool, de chocolate e de glicose são fenômenos mais freqüentes nas regiões mais distantes que nas mais próximas do Equador. Nos períodos em que as noites são mais longas, nós precisamos de meios para ajudar a «levantar o astral». Minha experiência tem revelado que as mulheres estão mais sujeitas a esse mecanismo que leva a comer para melhorar o humor. Muitas delas mergulham num profundo abismo de conflitos existenciais durante o inverno.

No inverno há menos luminosidade.
O nível de serotonina decai,
e com ele também o nosso «astral».

A Depressão Provocada Pela Hibernação

Quando os dias vão ficando mais curtos e a temperatura cai, os ursos, os esquilos e outros animais sabem que está na hora do sono do inverno. O animal se recolhe em sua caverna, dorme e todas as funções do seu corpo ficam reduzidas a um mínimo: seu organismo está ajustado para economizar ao máximo as energias. Como viviam nossos antepassados das cavernas? Eles provavelmente passavam grande parte do inverno recolhidos, dormindo muito e esperando por tempos melhores.

> Karin: «*Para mim, tudo começa pouco antes do Natal, com todo o* stress *devido aos preparativos: o preparo dos biscoitos, a decoração, a escolha dos presentes e outros detalhes. É justamente quando as coisas começam a ‹desandar› para mim. Fica mais difícil lidar com tudo. Eu gostaria de poder ir para longe e só voltar depois do Natal. Eu como mais, tomo mais bebidas alcoólicas e durmo muito mais do que no verão. Na verdade, eu nunca me sinto realmente acordada. E também sempre engordo alguns quilos no inverno. E posso fazer o que eu quiser.*»

Esses sintomas são típicos da depressão provocada pelo sono no inverno. Esse é um dos motivos por que costumamos beber à noite e também no inverno. Mas o café também aumenta a taxa de serotonina e, dessa forma, também o bom humor. Quando acordamos no dia seguinte, a serotonina está no seu nível mais baixo; — então precisamos de café ou chá (o chá contém teína, que tem um efeito análogo ao da cafeína) e comemos pão com geléia. Isso nos estimula e nos deixa despertos para enfrentar o dia.

A fórmula mágica contra a depressão de inverno é: movimentação e luz.

O açúcar, o álcool, o café e o chá são estimulantes, sem dúvida — desde que tomados comedidamente. Verifique na sua folha de controle alimentar qual o seu consumo de estimulantes. O álcool aumenta a predisposição para um ataque de compulsão alimentar. O café e o chá, em grandes quantidades, deixam a pessoa tão excitada que ela sente necessidade de comer para se acalmar.

Vimos que é importante para as pessoas, e em especial para as mulheres, manter alta a taxa de serotonina. Você provavelmente está se perguntando se existem ainda outras possibilidades de manter esse nível alto, sem açúcar ou estimulantes. Existem. A fórmula mágica se chama: movimentação e luz.

Como Você Pode Melhorar o Seu Humor

Karin: «*Eu só volto a me sentir melhor quando em março/abril os dias começam a ficar mais longos. Então eu tenho uma vontade louca de fazer aquela ‹arrumação da primavera›. Tenho vontade de arrumar o apartamento, os armários e as estantes; de lavar as cortinas, dar um passeio ao ar livre com as crianças, fazer umas mudanças no jardim. Não ligo para a comida tanto quanto no inverno. Posso comer uma grande variedade de saladas, legumes frescos, frutas e derivados do leite. Tenho muito mais energia, visito as pessoas e converso com os vizinhos. O verão inteiro é assim, como se eu abrisse as portas e janelas de meu coração.*»

Quando os dias vão ficando mais longos e a luminosidade mais intensa, recuperamos a alegria de viver, experimentamos uma «sensação primaveril» com relação a tudo. Seria possível ter um pouco da primavera e do verão no inverno?

Nos Estados Unidos, onde já se reconhece há mais tempo a *seasonal affective disorder* (distúrbio afetivo provocado pela estação, ou depressão provocada pelo sono no inverno) como um problema real, existe a *terapia da luz*, para combater os efeitos da redução da luminosidade no inverno. Num dia de verão sem nuvens, a luz tem uma intensidade de 100 mil lux de radiação luminosa, enquanto num dia nublado de inverno essa intensidade é de apenas 4 mil lux. As pessoas reagem de modo diferente à menor luminosidade no ambiente. Na minha experiência, tenho observado que principalmente as mulheres apresentam uma reação muito forte à redução da luminosidade no ambiente. Numa experiência realizada com voluntários, as pessoas eram expostas, em diferentes períodos do dia e por períodos diferenciados de tempo, à radiação de lâmpadas que reproduziam o espectro luminoso da luz solar (tubos florescentes *true-lite*). Os resultados foram surpreendentes e o período do dia em que a exposição à radiação luminosa se revelou mais eficaz foi o horário entre seis e oito horas da manhã.

Essas lâmpadas que reproduzem o espectro luminoso da luz solar podem ser encontradas também na Alemanha, mas talvez bastem visitas regulares a um solário.* Muitas mulheres afirmam que se sentem melhor quando trocam as lâmpadas por outras mais luminosas. Outras afirmam que as lâmpadas que emitem raios ultravioleta, comumente usadas com plantas, também ajudam.

As essências aromáticas, a dança, uma visita ao solário ou um espaço decorado como «salão de primavera» podem ajudar a melhorar o humor durante os meses em que há menor luminosidade.

Pesquisadores norte-americanos aconselham as pessoas que têm problemas com a falta de luminosidade no inverno a criar um espaço decorado como «salão de primavera» que, de preferência, deve estar voltado para o sul e ser pintado com cores claras e alegres. Para a parede, recomenda-se tons pálidos; para a decoração, uma combinação equilibrada entre o vermelho, o amarelo e o laranja. A umidade do ar nessa sala deve ser especialmente alta e,

---

* Nos países de clima frio, salão protegido por vidros de modo a ficar exposto à luz solar. (N.T.)

para isso, deve haver muitas plantas no ambiente. O próprio jardim de inverno pode funcionar como salão de primavera. A mobília deve ser mínima, para que haja mais ar para respirar.

Outros estimulantes são a essência de limão e a de lavanda, e boa música com um ritmo leve. Um modo muito simples de ativar a circulação é acordar cedo, pois com isso o nível de serotonina se eleva mais cedo.

Exercícios ao Ar Livre

Se você andar devagar por um bom trecho (*walking*, *jogging*), seu corpo vai liberar endorfinas, o analgésico produzido pelo próprio corpo que estimula um melhor desempenho. As endorfinas são liberadas somente depois de se fazer algum esforço físico durante um certo tempo. Os especialistas recomendam que as pessoas façam exercícios leves durante 45 minutos três vezes por semana. Correr pode provocar euforia: observe os corredores de maratonas que chegam a ignorar as solas dos pés esfoladas (*runner's high**). Você pode detectar em você mesma a ação das endorfinas: no seu melhor desempenho, maior vitalidade, maior capacidade de concentração, maior equilíbrio interior, maior criatividade e na efervescência de novas idéias. Sob seu efeito, a pessoa pode continuar a correr e a treinar sem parar durante horas. Todos os sentidos ficam mais aguçados e as cores são percebidas com mais intensidade.

A fome intensa desaparece, a taxa de glicose no sangue se estabiliza e as oscilações de humor ocorrem com menor freqüência. Você fica com uma enorme vontade de comer alimentos saudáveis.

Mas não ultrapasse seus limites. Procure praticar seus exercícios em dias alternados, para que seu coração, os músculos e as

---

(*) Experiência de pico do corredor, uma espécie de embriaguez. (N.T.)

Exercícios regulares melhoram nosso desempenho, deixam-nos mais ativos, despertos, equilibrados e criativos. Nossa percepção fica mais aguda e a fome intensa desaparece.

articulações tenham tempo de se recuperar. Quando você sobrecarrega o seu corpo, ele ajusta seu metabolismo para um consumo mínimo de energia e você acaba perdendo a vontade de fazer exercícios. Um efeito secundário da prática regular de exercícios é a troca de tecidos adiposos por músculos. Os esportes mais favoráveis são os que exigem uma respiração profunda e regular, como andar a pé e de bicicleta, *jogging* e ginástica aeróbica.

E Se Não For Assim Tão Simples?

Agora você está de posse de uma boa avaliação sobre o seu comportamento alimentar, bem como de novos conhecimentos a esse respeito. Você tem os meios necessários para lidar com seus «momentos problemáticos», provocados pela hipoglicemia, pela inveja de ver os outros comendo, pelo excesso de adrenalina no sangue e pela queda nos níveis de serotonina. Procure começar com essas sugestões técnicas e relativamente simples. Talvez você descubra que pode controlar com facilidade alguns dos ataques de fome insaciável. Pode ser que você se esforce por manter elevadas suas taxas de serotonina, por manter equilibradas as diferentes fases de seu ciclo menstrual, por levantar-se da mesa da refeição assim que estiver satisfeita, por beber líquidos em quantidade

Tome cuidado para não perder o fôlego, pois é necessário um suprimento constante e regular de oxigênio para liberar as enzimas necessárias para a queima de gorduras.

suficiente e por evitar baixos níveis de glicose no sangue (hipoglicemia) antes do início das refeições — e ainda assim continue a ter ataques de fome insaciável. É nesse ponto que encontramos o verdadeiro problema! Foi também nas folhas de consumo de alimentos — mais de uma centena de relatórios de clientes minhas — que pude investigar e descobrir os fatores psicológicos que mais freqüentemente podem desencadear os ataques de compulsão alimentar.

> A maioria dos fatores que desencadeiam a prática de comer em excesso são de natureza psicológica.

Analise agora o sua folha de controle de consumo de alimentos. Quais são as cores que predominam na coluna com o título: *Antes de comer*? Que sentimentos são indicados pelas cores que predominam no seu caso? Existe algum sentimento específico que você não consegue suportar e que você gostaria de «estrangular» comendo uns três pedaços de bolo?

Capítulo 4

Razões Psicológicas Para Comer em Excesso

O PRIMEIRO (bom?) Motivo Para Comer em Excesso: A Raiva

Karin: «*Eu procuro fazer com que as crianças arrumem seus brinquedos na caixa. Elas vão dormir às 20 horas; assim, eu começo a rotina para pô-las na cama para dormir às 18h30: arrumar os brinquedos na caixa, vestir o pijama, escovar os dentes, ler uma história, apagar a luz. Elas demoram tanto para guardar os brinquedos que acabo eu mesma guardando-os na caixa. Depois, fico com a sensação de que tudo depende só de mim e de que ninguém se importa com nada.*»

Karin não percebe que está com raiva. Ela sente uma irritação pela injustiça do mundo, que deixa «o trabalho sujo sempre para as mães». Assim, Karin freqüentemente come em excesso no jantar e, depois que as crianças já estão na cama, ela volta a comer. Ela não recebe nenhum apoio do marido, sempre preso ao trabalho — ele é mais como uma terceira criança que exige atenção e carinho.

Karin: «*Então eu me zango e grito com as crianças, mas no fim eu mesma acabo arrumando tudo. Depois eu me irrito não só por causa das crianças, mas também comigo mesma, por comer assim tão descontroladamente.*»

Karin reage gritando, mas ela não acredita na própria capacidade de mudar algo na sua vida. A causa de sua raiva é seu sentimento de impotência, real ou imaginário, para mudar sua situação. Isso também se torna manifesto no seu relacionamento com o marido.

Os sentimentos de impotência provocam raiva, a raiva nos leva a comer, comer engorda, e ser gorda provoca sentimentos de culpa — um verdadeiro círculo vicioso.

Karin: «*Ulf tem sua carreira, que é para ele a coisa mais importante na vida. Ele pode organizar suas atividades do jeito que quiser. Ele investe no seu desenvolvimento profissional e faz muitas horas extras, sem sequer se lembrar de que eu poderia ter planos para alguns dias. E, na verdade, já faz muito tempo que não faço mais planos: eu apenas reajo de acordo com suas decisões. Quando Ulf critica a minha aparência, eu me sinto arrasada e culpada por comer tanto. Se eu fosse magra, seria atraente para ele e ele ficaria em casa mais tempo.*»

Karin reprime sua raiva comendo, e se recrimina pelas conseqüências: o aumento do peso; o marido também a critica por esse mesmo motivo. De repente, é o peso que aparece como o verdadeiro problema.

Isso nos leva a tirar algumas conclusões: a raiva reprimida leva Karin a comer em excesso; a comida em excesso a deixa gorda; e o fato de estar gorda resulta em sentimentos de culpa. Um verdadeiro círculo vicioso, não é? Mas, para as pessoas de fora, a família dá a impressão de ser muito feliz.

Mas existe um outro tipo de raiva, mais sutil, que também leva a comer em excesso.

Stefanie: «*Uma noite dessas, encontrei num barzinho uma antiga colega de escola, Svenia. Ela me falou muito sobre o que está fazendo atualmente. Está estudando história da arte e me falou sobre as excursões que tem feito com o pessoal da universidade. Depois chegou um colega dela, da universidade, e nós três ficamos conversando. Foi uma noite divertida; mas quando cheguei em casa comecei a comer e não conseguia parar, como já não fazia havia muito tempo.*»

Fiz um exercício simples com Stefanie. Ela teria de fechar os olhos e contemplar essa cena em detalhes, como se fosse num filme por meio dos olhos da mente. Ao relatar os detalhes, ela deveria procurar prestar atenção às reações de seu próprio corpo. Logo que Svenia entrou no barzinho, Stefanie sentiu o coração apertado, as pernas bambas e as batidas do coração aceleraram. A princípio, ela interpretou isso como alegria por rever a amiga. Svenia era descontraída e descomplicada. Ela conversava alegremente e contava suas histórias e Stefanie, internamente, ia se sentindo cada vez mais diminuída. Em seguida, escolheram os pratos: Stefanie pediu uma salada e Svenia uma *pizza*. Svenia comia com apetite, enquanto Stefanie apenas tocava na comida (um sinal de excesso de adrenalina, isto é, um sintoma de alarme). Stefanie quase não falava. Durante o exercício, Stefanie percebeu que se sentia inferiorizada, desajeitada e ignorante em comparação com a atraente Svenia, cheia de autoconfiança. O que ela teria de interessante para contar sobre seu trabalho como secretária? Ela não

Muitas mulheres se protegem de constatações dolorosas por meio da comida — elas literalmente as engolem.

fazia excursões, não mantinha conversas animadas com colegas inteligentes. Em vez disso, tinha de fazer o que os outros mandavam, sem discutir. Stefanie também percebeu que já não estava em sintonia com Svenia. Svenia não era mais a «amiga do peito» de outrora. No fundo, elas não tinham mais o que dizer uma à outra. Svenia se exibia para ela e Stefanie se sentia usada como seu alvo. Se Stefanie tivesse percebido esse jogo na vida real, isso teria sido insuportavelmente doloroso. Foi então que chegou o colega de Svenia. Ao longo do exercício, observou-se que durante o encontro a conversa correra quase que exclusivamente entre Svenia e o colega e que ela ficara praticamente de fora, ocupando-se com sua salada. Ela mastigava folha após folha, mas não saboreava realmente o prato. Apenas durante o exercício ela pôde perceber quais os sentimentos que ela havia experimentado durante o encontro:

- *Decepção*, porque uma antiga amizade havia mudado tanto;
- *Vergonha*, porque se achava ignorante e inferior à amiga;
- *Medo* de perder a amiga;
- *Frustração*, por não conseguir aproximar-se das pessoas;
- *Raiva*, porque Svenia chamava tanta atenção sobre si;
- *Raiva*, porque Svenia não se interessava por ela;
- *Raiva*, porque Svenia não se separava do seu colega e nem demonstrava interesse em entreter-se com Stefanie.

Durante os exercícios, esses sentimentos provocaram uma grande mágoa em Stefanie. Ela chorava desesperadamente. A raiva desapareceu e predominou um sentimento de tristeza pela provável perda da amizade.

Mas na ocasião Stefanie reagira descontroladamente preservando a ilusão de que aquela fora uma «noite divertida». Isso só é possível quando a pessoa atordoa a sua mente. Stefanie mentiu para si mesma; por isso ela pôde continuar a dizer que se dava bem com Svenia. Velhas amigas do peito se reencontrando: episódios desse tipo são uma coisa muito freqüente.

Todas as mulheres que reagem às emoções comendo em excesso acabam por se convencer de que não sabiam por que se comportavam desse modo. Na verdade, elas estão se protegendo do reconhecimento de algo que pode ser muito doloroso: de que o relacionamento e tudo o que tem vida se modifica. E de que nem toda noite com a amiga é «divertida». Stefanie, assim como muitas outras pessoas, gostaria de «congelar» os acontecimentos no ponto mais favorável, de modo que as coisas só pudessem acontecer de um certo modo, e que o restante fosse considerado ruim ou ameaçador. Elas não entendem que as coisas não continuarão sendo sempre do jeito que são.

Tudo o que é estático é previsível — e isso dá segurança. Mas essa segurança significa também paralisação. Paralisação de todo desenvolvimento. «Viver significa apertar o cinto e buscar o perigo», dizia o poeta nascido na ilha grega de Creta, Nikos Katzanzakis. Poderíamos acrescentar: «E para isso é preciso enfrentar o próprio medo.» Esse será o tema de nosso próximo capítulo.

> ***«Viver significa apertar o cinto e buscar o perigo», dizia o poeta grego, Nikos Katzanzakis.***

Karin ainda sentiu um outro tipo de raiva que costuma dar o que fazer a muitas mulheres com problemas com a alimentação:

«Minha mãe mora a apenas três quadras de distância de nossa casa. Ela tem dificuldade para andar. Como eu sempre estou em casa, ela acha que sempre tenho tempo para levá-la de carro aos lugares a que ela precisa ir. Ela descarta as minhas objeções de que

estou ocupada dizendo que criou três filhos e, além disso, ainda tem de cuidar dos seus pais. Quando estamos no carro ela se comporta como se eu estivesse aprendendo a dirigir. Embora não tenha carteira de motorista, ela controla o meu modo de dirigir. Ela controla a velocidade, exige que eu dirija mais devagar e, quando estou indo mais devagar, ela quer que eu ultrapasse outros carros. Ela me deixa totalmente irritada, mas eu não consigo reagir ao seu domínio. Quando saio do carro sinto o estômago contraindo-se de raiva e uma enorme vontade de comer. Depois me sinto tão culpada que preciso comer ainda mais.»

O problema de Karin é não saber impor limites. A mãe sabe muito bem usar seus sentimentos de culpa; mas por que a filha não consegue pelo menos uma vez passar por «má»?

Ser dócil, simpática e estar sempre à disposição dos outros — essa é uma típica estratégia feminina de sobrevivência.

Karin: «*Quando eu era pequena, minha mãe estava quase sempre deprimida. Ela e meu pai estavam sempre brigando e eu tinha de ficar do lado dela, como a pequena aliada da mãe. Mais tarde, eu me tornei a pequena escrava de minha mãe. Ela só se mostrava afetuosa comigo quando eu fazia exatamente o que ela queria. Ao manifestar as minhas opiniões, ela simplesmente passava dias me ignorando e sem falar comigo. Num dado momento, eu pedia desculpas, embora eu não tivesse ‹culpa› de nada. Ela aceitava minhas desculpas e eu pelo menos conseguia sua atenção e afeto.*»

Karin não podia manifestar sua raiva e também não podia ter opinião própria. Ela desenvolveu a seguinte estratégia de sobrevivência: por fora mostrar-se dócil, simpática e estar sempre disponível para os outros, e por dentro remoer a própria raiva. Mas o que pode uma mocinha fazer com a raiva que ela não pode expressar? Ela pode quebrar suas bonecas, bater a cabeça contra a parede, recolher-se deprimida a seu mundo onírico e/ou comer até não poder mais.

Agora Karin é adulta e pode escolher como agir. Ela pode decidir e dizer não. Contudo, ela precisa também suportar os sentimentos de culpa.

E precisa sepultar a idéia de que é a filha bem-comportada. Pelo menos temporariamente.

Por Que Reprimimos a Raiva Comendo Demais?

A raiva freqüentemente está mesclada com outros sentimentos. Como poucas mulheres aprenderam a manifestar abertamente sua raiva (e ser «más»), ela sempre aparece associada a sentimentos de culpa. Também o medo e o sentimento de impotência muitas vezes estão associados à raiva. Depressão, muitas vezes, é a raiva que a pessoa tem de si mesma. Quando uma mulher não aprende a distinguir entre os diferentes graus de raiva, mesmo quando a raiva é pequena, ela tem medo de que sua raiva se torne incontrolavelmente grande.

Karin: «*Acho que, se eu der livre curso à minha raiva, vou acabar estraçalhando tudo o que estiver à minha frente. Ela é tão grande que eu perderia todo o controle sobre mim mesma. E isso eu quero evitar a todo custo pois, se eu destruísse alguma coisa, ficaria arrasada. Eu não sei o que eu temo mais: se a minha agressividade ou os sentimentos de culpa.*»

Um outro motivo para não manifestar a própria raiva é o medo de perder o afeto dos outros. A pessoa também tem medo de causar má impressão, de fazer um papelão ou prejudicar a própria imagem.

Muitas mulheres não manifestam sua raiva porque têm medo de fazer um papelão, causar má impressão ou deixar de ser amadas.

Esse tipo de raiva é dominado por medos mais profundos: os medos existenciais e o medo da separação. Quase todos esses medos têm origem na infância e não podem ser eliminados por técnicas de auto-ajuda.

Para esses casos, talvez fosse recomendável uma psicoterapia. Será necessário pelo menos um trabalho bastante intenso.

Margret, uma enfermeira de 26 anos, faz psicoterapia há dois anos e passou pela experiência de reprimir a raiva:

«*Antes eu achava que nunca ficaria com raiva. Eu era eficiente tanto em casa quanto no hospital. Sempre pronta para ajudar, sempre atenciosa. Eu dificilmente dizia não para alguém. Mas eu estava sempre comendo em excesso. Quando cheguei aos 80 kg, decidi que precisava emagrecer. Comecei a fazer uma dieta após outra — e sempre recuperava o peso perdido. Numa época, decidi praticar exercícios. Assim, entrei para um curso de natação. Antes eu jamais teria tido coragem de entrar na água, pesando tanto. Mas criei coragem porque teria a companhia de duas outras mulheres que também queriam emagrecer. Eu até me arrisquei a saltar do trampolim, de uma altura de três metros. Uma vez, quando estava na fila esperando a minha vez de subir ao trampolim, ouvi um garoto de uns 9 anos de idade dizendo ao amiguinho: ‹Olha só a gorda. Quando ela cai na água a piscina transborda.› Meu coração acelerou e eu senti vontade de fugir e me esconder de vergonha. Fugir sempre fora a minha solução para os problemas; depois eu me recriminava amargamente. Como eu já tinha emagrecido cinco quilos, minha auto-estima não estava muito baixa. E quando estava no trampolim, de repente, senti uma enorme raiva crescer em mim. Agora eu mostro a vocês, pensei comigo. Segui em frente pisando duro e minha raiva cresceu mais ainda. Eu sentia uma enorme energia dentro de mim. Quando estava na ponta do trampolim, consegui um bom impulso e dei um enorme salto. Ouvi um ‹oh› a distância e alguém batendo palmas. Eu nunca tinha conseguido dar um salto como aquele. O choque da queda foi dolorido, pois eu caí de barriga contra a água. Ao voltar à tona, eu ainda me sentia tomada de uma enorme energia. Tentei localizar*

A vergonha e os sentimentos de culpa impedem a pessoa de perceber a raiva que está sentindo. A pessoa acha que está agindo de modo errado e não se defende.

os garotos. Eles ainda estavam subindo as escadas do trampolim. Quando olhei para eles, eles desviaram o olhar. Esperei até o primeiro pular, e quando ele saiu da piscina, eu o segurei. Ele queria fugir, mas eu o segurei e lhe disse que eu tinha ouvido tudo o que ele dissera sobre mim. Ele ficou vermelho e pediu desculpas. Então eu o deixei ir. Antes eu teria reagido de modo totalmente diferente. Eu teria me isolado, teria me recriminado por estar tão gorda e teria buscado consolo na comida. Dessa vez eu não precisei de consolo. A caminho de casa, percebi pela primeira vez o que eu estava fazendo comigo mesma, toda vez que me enchia de comida em vez de procurar me defender. E eu sentia raiva de mim mesma. Mas ao chegar em casa não precisei comer mais nada. Era como se um programa tivesse chegado ao fim.»

Os sentimentos de vergonha e culpa impedem que a pessoa perceba a própria raiva. A pessoa acha que é ela que está errada e não se defende.

Outro Modo de Lidar Com a Raiva

Naturalmente, não existe uma fórmula simples para mudar o nosso modo de lidar com a raiva. Se você reprime sua raiva comendo, podemos supor que você se sente ameaçada pelos seus sentimentos de raiva, que ela provoca medo em você. Com um ataque de compulsão alimentar, você desvia seus desejos de agressão e os dirige contra você mesma e o seu comportamento com relação à comida. Isso faz com que você não tenha de observar com mais atenção seus relacionamentos com as outras pessoas, nem tenha de modificá-los. As pessoas que a cercam também esperam que você continue a ser a mesma de antes: dócil, simpática e sempre à disposição dos outros, e que você não faça oposição, não tenha opinião própria, nem seja inflexível quanto ao que você mesma quer. Se você já está em condição de suportar uma progressiva perda de sua imagem de «boazinha», então é bom começar já a examinar seu comportamento de comer para reprimir a raiva. Você está preparada para mudar o seu modo de lidar com os outros? Se estiver, os primeiros passos são os seguintes:

1. Quando você percebe que vai ter um ataque de compulsão alimentar, desencadeado por raiva, ressentimento, irritação, acesso de fúria ou frustração, procure deixar para comer cinco minutos mais tarde ou, se já estiver comendo, pare e reflita:

- O que exatamente me deixa com raiva nessa situação?
- De que se trata realmente?
- O que estou pensando e sentindo?
- O que eu gostaria de fazer?
- Quem é responsável pelo quê?
- O que eu realmente gostaria de mudar?

As respostas a essas perguntas não são tão simples quanto possa parecer. Em geral, elas não são claras ou nós não as conhecemos. Reprimir nossa raiva é um modo de nos proteger de coisas que gostaríamos de evitar.

2. Procure saber diante do que a repressão da raiva protege você. Se você manifestasse a sua raiva:

- Você teria de decepcionar alguém?
- Você magoaria alguém?
- Você não suportaria a verdade (por exemplo, que a outra pessoa também tem queixas contra você)?
- Você receia que os outros deixem de gostar de você?
- Você recebe afeto por ser prestativa e teme que, se for um pouco mais determinada, os outros vão ignorá-la?

3. Se você tem consciência de quem está com raiva, dê um golpe com o punho no sofá ou na cama e grite «na cara dela» o que você não ousa dizer pessoalmente. Essa técnica é apropriada como ajuda imediata contra a repressão da raiva por meio da comida. Mas não resolve o problema de modo permanente.

4. Pequenos passos já representam um grande progresso. Assim, se na próxima vez em que estiver esperando para ser atendida, a vendedora der preferência a uma pessoa que tiver chegado depois e você chamar a atenção dela por isso, essa já será uma conquista muito positiva.

5. Aprenda a reconhecer os maiores assassinos da raiva: o medo, os sentimentos de culpa e a desconfiança de si mesmo.

Se seus ataques de compulsão alimentar forem provocados de modo confuso pela raiva mesclada aos sentimentos que escondem a raiva, é aconselhável que você procure ajuda profissional. Com a ajuda de uma terapeuta você pode chegar mais rapidamente às esferas obscuras do seu eu e ela será para você uma espécie de apoio que a ajudará a avançar através do «pântano» que é o seu eu interior. Uma terapeuta mulher — como você — já passou por um processo de socialização como mulher e está familiarizada com as armadilhas do «comportamento dócil».

O SEGUNDO (bom?) Motivo Para Comer em Excesso: O Medo

Observe na sua folha de controle de consumo de alimentos com que freqüência seus momentos problemáticos foram desencadeados pelo medo. Que tipo de medo era esse? Estava mesclado com a raiva? Era «puro» medo? Se existir o puro medo (ou se é que existe um sentimento «puro»), poder-se-ia juntar a ele, por exemplo, o medo dos exames escolares. Quando se sabe que dentro de uma semana se tem de enfrentar uma prova importante, é possível que se procure a calma recorrendo ao excesso de comida. Quando não se tem o problema de compulsão alimentar nem problemas com a aparência e os «ataques de compulsão alimentar» desaparecem depois da prova, esse comportamento pode ser avaliado como adequado: ele serve de amparo e de consolo. Mas o «puro» medo da prova pode vir associado a uma série de outros medos: o medo de fracassar, o medo da autoridade, o medo de não ser competente o suficiente. Ao examinar com mais atenção conceitos como o do medo ou da raiva, eles se revelam extremamente complexos e se mesclam uns aos outros como as tintas de uma aquarela.

Os medos mais comuns, que costumam levar a comer em excesso, são:

- o medo de fracassar,
- o medo de não corresponder às expectativas dos outros,
- o medo de não ser levada a sério,
- o medo da separação,
- o medo da perda.

Karin: «*No meu caso, os ataques de compulsão alimentar eram desencadeados pela raiva com relação a meu marido e a meus filhos.*

Mas, observando com mais atenção, isso é um pouco mais complexo. Por trás da minha raiva em relação ao meu marido também existe o medo. O que aconteceria se eu dissesse a ele que não quero mais ser a eterna serviçal da família? Eu acho que ele simplesmente não entenderia o meu ponto de vista. Ele acha que eu estou bem nessa situação, que eu posso dispor do meu tempo, que à tarde de vez em quando posso ir à piscina, que não preciso me preocupar com o sustento da casa. Para ele eu estou numa situação privilegiada, e ele nem sequer presta atenção aos meus argumentos. E eu sei por que ele age assim: ele tem medo de ter de me ajudar. Com isso ele só iria perder: tempo e energia, acho eu. A vantagem seria que ele iria ficar conhecendo os filhos de um modo totalmente diferente.»

Karin sente que não seria compreendida, não seria levada a sério e não seria respeitada pelo marido se expusesse seus pontos de vista. É isso que provoca grande parte da sua frustração. Ela não sente apenas raiva, mas também impotência, vulnerabilidade, falta de perspectivas. Ela também tem medo de que tudo continue sempre da mesma forma.

Karin se sente insatisfeita, sem perspectivas e frustrada. Por que ela não pode se sentir feliz ficando em casa, dedicando-se à educação dos filhos?

Tendo interrompido seus estudos de medicina, Karin precisa provar a si mesma que não é uma «fracassada». Ela precisa provar que é uma pessoa competente. Ela mesma dá bem pouco valor ao seu trabalho como mãe e dona de casa e o designa como «trabalho sujo». Ela se ressente por não ganhar o próprio dinheiro e não receber nenhum reconhecimento social. Se tivesse completado seus estudos de medicina e trabalhado por alguns anos num hospital, talvez ela pudesse sentir-se bem dedicando-se à família.

Se você notar que, com muita freqüência, você se sente insatisfeita com sua vida, talvez você deva observar com mais atenção suas expectativas com relação a você mesma e com relação às pessoas que a cercam.

- Como teria de ser a sua vida para que você se sentisse satisfeita?
- Em que aspectos você tem de ser perfeita?
- O sentimento de vergonha tem grande importância na sua vida?
- O que aconteceria se você tivesse de desapontar as pessoas?

O Medo do Medo

O medo é um sentimento insuportável. O ser humano faz de tudo para não ter de sentir medo. Nós o «anestesiamos» com o álcool, com drogas, com comida, com sexo, com relacionamentos amorosos, com mentiras e com comportamentos ousados. Os efeitos colaterais desses «anestésicos» muitas vezes são piores que o medo que nos levou a recorrer a eles. Mas o que se esconde por trás do medo de fracassar, do medo de não atender às expectativas dos outros, do medo de não ser levado a sério? É a vergonha.

Sentir-se profundamente envergonhado é algo ainda mais insuportável do que o medo. Quando crianças todos passamos pela experiência de nos sentirmos completamente ridicularizados, com todos rindo de nós. A criança pensa: «Ninguém gosta mais de mim» — e logo sente o medo da separação e da perda. Se não formos bons o suficiente, não seremos amados. E o contrário também vale: somente seremos amados se formos «bons o suficiente». Isso significa também que, se eu quiser ser amado, basta ser bom. Essa é a lógica da criança no «estágio da onipotência». As crianças pensam, por exemplo, assim: «Se eu tivesse sido comportada, papai e mamãe não teriam se separado.»

Margret: «*Meus pais brigavam muito. Meu pai era violento e ameaçava matar-nos a todos e pôr fogo na casa. Quando eles brigavam, eu corria para o meu quarto e chorava. Era terrível e eu não sabia o que fazer. Meu pai geralmente ia primeiro para a cama e eu corria para a sala onde estava minha mãe e procurava consolá-la. Em geral, a razão das brigas era minha educação e eu*

Quando achamos que o nosso bom comportamento leva os outros a se comportar do modo que desejamos, estamos acreditando que o mundo desmoronaria se nos comportássemos de um modo menos conveniente.

faria tudo para consertar a situação. Comecei então a assumir um comportamento que pudesse deixar meu pai satisfeito. Eu obedecia às ordens ao pé da letra, lavava a louça sem esperar ser mandada, estudava bem as matérias escolares, tirava boas notas e ficava à tarde em casa com minha mãe em vez de ir brincar com minhas amigas. Eu negava — e isso eu só vim a perceber durante as sessões de psicoterapia — de tal forma minhas necessidades básicas que até hoje eu ainda não consegui redescobri-las direito. Mais tarde, eu me tornei totalmente manipulável: o que importava eram os outros e suas necessidades. Eu não tinha consciência de quem eu realmente era nem do que eu queria. Minha formação como enfermeira foi o coroamento desse padrão de vida. Por outro lado, eu me recuperava de qualquer desgaste comendo.»

Margret está entre as pessoas que em meio ao *stress* e às tensões mantêm a cabeça fria, conseguem organizar, planejar, ajudar.

Ela é competente porque não percebe nem seus desejos nem seus limites. Mostrando-se competente, ela se sente no controle da situação. Quando criança, ela se sentia feliz se o pai deixava a família viva e a casa inteira. Ela aprendeu a lição: se eu me comporto bem, nada de ruim vai acontecer. Não importava saber se isso era verdade ou não. Margret atribuía a si mesma o poder de controlar o comportamento e os sentimentos das pessoas por meio de seu bom comportamento.

Quando achamos que o nosso bom comportamento leva os outros a se comportar do modo como desejamos, estamos achando que o mundo desmoronaria se nos comportássemos de um modo menos conveniente.

Você Conhece Suas «Fantasias de Catástrofes»?

- O que aconteceria se você não fosse tão «receptiva»?
- Quem ficaria decepcionado com você?
- A quem seria pior decepcionar?
- O que me faz sentir amparada e segura?
- O que aconteceria se eu perdesse esse amparo? Talvez você esteja começando a perceber quais são os seus piores medos.
- Você tem medo de ter de viver o resto da vida totalmente sozinha, sem ser amada, solitária e doente?
- Pensar em seus medos provoca em você vontade de comer?

Estratégias Tipicamente Femininas Contra o Medo

- Para superar seus medos, as mulheres procuram mais proximidade nos relacionamentos e tentam falar sobre seus sentimentos.

- Elas esperam que também os outros falem sobre seus sentimentos (o que muitas vezes causa conflitos).
- Quando um membro da família quer se afastar ou precisa de um tempo para si mesmo, as mulheres muitas vezes se sentem magoadas com esse comportamento.
- As mulheres muitas vezes se sentem «dependentes demais» ou «apegadas demais» nos relacionamentos.
- As mulheres se queixam de que seus parceiros não suportam a proximidade ou buscam manter-se distantes.
- Quando estão com *stress* ou com medo, muitas mulheres tendem a controlar tudo e a querer determinar o comportamento dos outros.
- Essas mulheres se intrometem na vida dos outros e não permitem que eles façam suas próprias experiências.
- Muitas mulheres têm dificuldade para manifestar sua vulnerabilidade, suas «fraquezas» e necessidades.
- Essas mulheres estão sempre mantendo o controle sobre si mesmas, são frias e competentes.
- Muitas mulheres cuidam incansavelmente do bem-estar de suas famílias e se esquecem de seus próprios objetivos na vida.
- Outras, por sua vez, reagem aos medos existenciais assumindo os papéis de indefesas, de burras e de «donzelas desamparadas», e buscam ombros fortes em que se apoiar.
- Outras ainda se põem com sofreguidão a limpar e a lavar tudo. Elas não dão a si mesmas um minuto de descanso, para não precisarem pensar.

Você consegue reconhecer qual desses padrões você segue? Até aí, não existe problema algum, pois todos nós desenvolvemos nossas próprias estratégias contra o medo. Essas estratégias só se tornam um problema quando passam a ser inflexíveis, rígidas e compulsivas, e quando, por essa razão, se tornam um problema para nosso relacionamento com os outros. Se você notar que um padrão de comportamento deixa você totalmente esgotada (por exemplo, limpeza em excesso ou repressão dos sentimentos), procure ajuda profissional.

Como Enfrentar o Medo

Conhecer seus medos, aceitá-los e aos poucos desenvolver comportamentos em que o medo esteja presente, para combater «o medo com o medo» — essa é a grande arte.

> Margret: «*Antes eu vivia de um modo muito rígido. Eu ia para o trabalho sempre pelo mesmo caminho; comia uma variedade muito pequena de alimentos; ia sempre às mesmas lojas; comprava sempre as mesmas revistas. Tudo tinha suas regras e eu tinha a minha segurança. Mas eu me sentia insatisfeita porque tudo era tão previsível. Na terapia, tive de enfrentar meus próprios medos. Comecei então a variar minhas atividades: um dia eu saía sem maquilagem, outro dia eu ia para o trabalho por um caminho diferente. Comecei a preparar novos pratos; passei a fazer compras em outras lojas; fui conhecer outra região da cidade; cheguei mesmo a visitar uma outra cidade, levando comigo um mapa, e lá fiz um lanche num barzinho. A cada vez eu achava necesssário vencer pequenos medos. Com o tempo, coisas que eu tinha medo de fazer como, por exemplo, entrar num barzinho não conhecido, foram deixando de me apavorar tanto. Pretendo continuar a aprofundar esse processo.*»

Procure localizar na sua folha de consumo de alimentos os medos que levam você a comer em excesso. Crie coragem e:

Algumas sugestões práticas

- Seja hoje menos dócil que o habitual.
- Diga hoje pelo menos um *não* (ou dois).
- Deixe hoje de corresponder a uma expectativa dos outros com relação a você.
- Se alguma pessoa irritou você, diga a ela de modo objetivo e com firmeza o que deixou você com raiva.
- Arrisque-se a ter uma opinião diferente da de uma pessoa em posição mais importante.
- Planeje certas atividades apenas para você, independentemente de ter ou não a companhia de alguém.

Dê passos pequenos, mas persistentes, e não se entusiasme apenas com os sucessos espetaculares; pelo contrário, anime-se com a sua coragem em superar os seus pequenos medos.

Ninguém vive sem medos e isso é algo positivo: sua função é alertar-nos e proteger-nos dos perigos. Aprendendo a enfrentar os pequenos medos do cotidiano, você vai conseguir lidar de modo diferente com os grandes medos (medos existenciais, medo da perda).

Você vai desenvolver a confiança em suas próprias forças, na sua própria criatividade, na sua capacidade de fazer o certo no momento certo e de encontrar a pessoa certa.

O que ainda restar desses medos (medo da doença, medo da morte) faz parte da vida.

O TERCEIRO (bom?) Motivo Para Comer em Excesso: O Sentimento de Impotência

Observe na sua folha de controle de consumo de alimentos se a «impotência» se apresenta como desencadeador do processo que a leva a comer em excesso. No caso de Karin, o sentimento de impotência aparece uma vez; no de Stefanie, nenhuma vez. O sentimento de impotência não é exatamente um sentimento, mas uma mistura de raiva e medo. O sentimento de impotência envolve falta de alternativas, apatia, desespero.

O sentimento de impotência é um comportamento que se adquiriu no decorrer da vida. Como? Para exemplificar, vou contar uma experiência histórica:

Nos anos 70, um grupo de psicólogos norte-americanos que trabalhava com o psicólogo Martin Seligman pretendia provar que a depressão é um comportamento aprendido. Eles desenvolveram uma experiência em que dois grupos de cães eram colocados em jaulas e recebiam choques elétricos que causavam muita dor (os pesquisadores provavelmente não se questionavam quanto à ética de um experimento como esse). Um dos grupos de cães podia pressionar uma alavanca e abrir a gaiola imediatamente; o outro grupo ficava sem alternativas de fuga. O primeiro grupo se libertava quando os choques começavam e posteriormente os cães não apresentavam nenhum distúrbio comportamental, enquanto o grupo que não conseguia libertar-se deitava-se no assoalho da jaula e ficava ganindo. Quando os choques paravam, os cães ficavam inseguros e, com o tempo, desenvolveram úlceras gástricas e ficavam deprimidos.

Seligman tentou depois «desfazer» a depressão que o experimento provocara. Ele colocou os cães com depressão nas jaulas com a alavanca para abertura. Mas, para sua surpresa, nenhum dos cães tentava abrir a porta quando começavam os choques; ao con-

Quando não encontramos saídas para as situações de desespero, isso nos conduz à resignação e a um sentimento aprendido de impotência. Mas o que aprendemos também pode ser desaprendido.

trário, eles se deitavam no assoalho da jaula e ficavam ganindo e esperando pelo fim do tormento acabar. Ele então mostrou a alavanca para os cães — e o resultado foi que, mais uma vez, eles ficaram passivamente suportando os eletrochoques. Somente quando os cães foram levados para fora da jaula e puderam perceber que havia uma saída é que recuperaram a coragem e a capacidade de agir.

Seligman fez ainda muitas outras experiências com ratazanas, cães e estudantes de psicologia. O resultado foi a constatação de que, quando alguém não vê saídas para uma situação de desespero, isso provoca resignação e aprende-se a ter um sentimento de impotência. Eu não emprego para esses casos o conceito de depressão, pois existem diferentes tipos de depressão. Para Seligman, o sentimento de impotência e o desespero que se aprende são a matéria-prima com que são tecidas as «depressões reativas». Supondo-se que, na jaula, houvesse algum alimento para os cães, eles provavelmente encheriam o estômago durante a aplicação dos choques e, com isso, estariam amortecendo parte do tormento. Essa seria uma reação adequada? Sem dúvida, não seria uma reação adequada com relação à busca de uma solução, mas seria uma reação muito apropriada para diminuir o sofrimento.

Observemos mais uma vez a folha de controle de consumo de alimentos de Karin. Às 17h15, Ulf, seu marido, telefona para avisar que vai chegar mais tarde de novo. Karin tem um sentimento de impotência. Mais tarde, durante o jantar, ela está de mau humor. Não diz nada e reprime a raiva comendo. Quando Ulf critica seu comportamento com relação à comida, ela volta a raiva contra si mesma. Mas a raiva contra si mesma provoca sentimentos depressivos, isto é, o sentimento de impotência e desespero.

> Karin: «*Se eu tivesse manifestado minha raiva — como eu já fizera diversas vezes antes — ele logo teria se sentido atingido pelas minhas queixas. Ele tinha de lidar o dia inteiro com as queixas e as necessidades de seus pacientes e esperava que a família não lhe trouxesse outras preocupações quando ele chegava em casa à noite. Assim eu não disse nada e fiquei ruminando a raiva de mim mesma.*»

Karin percebia evidentemente nesse momento apenas duas possibilidades: ou queixar-se ao marido ou ficar quieta e reprimir seus sentimentos. Será que ela não poderia enxergar alguma outra possibilidade? Será que é o marido que tem de garantir o bem-estar dela?

Teoricamente ela poderia:

- contratar uma babá que ficasse à tarde com as crianças, para ela poder encontrar-se com as amigas.
- organizar junto com outras mães com crianças pequenas um serviço de babás, para que todas tivessem um certo tempo livre.
- nas eventuais tardes livres; freqüentar um curso de italiano; aprender corte e costura; ir ao teatro; participar de um grupo de auto-ajuda; fazer cursos de extensão cultural; ir a concertos; praticar esportes ou ir a um barzinho.

Por que Karin não faz nada disso?

À Espera — de Quê?

Karin está à espera. Do quê? Ela não sabe.

Margret já tem uma longa experiência atrás de si e percebe melhor o que é essa «espera».

> *«Quando eu comia muito, era dócil e queria contentar a todo mundo, eu percebia que não sabia como lidar com minhas próprias necessidades. Custou muito até eu chegar a perceber, durante as sessões de terapia, que isso estava vinculado a um tabu com relação à autoridade. Na casa de meus pais, eu tinha de pedir autorização para fazer quase tudo. Eu tinha de perguntar se podia comer; se podia vestir meu casaco; se podia dar uma voltinha no jardim; se podia deixar para fazer a lição de casa mais tarde; se podia ver televisão; se podia ficar acordada; se podia sair da mesa; se podia ir para a escola e se meus pais podiam me dar dinheiro para pequenas despesas. Eu não ter de perguntar se podia ir ao banheiro é quase um milagre. Todas as minhas atividades eram vigiadas, controladas e analisadas. O que eu queria não tinha importância. A regra era: crianças não perguntam, obedecem. E eu aprendi a obedecer, mais do que seria bom para mim. Somente quando eu aprendi a reconhecer minhas necessidades, a percebê-las e a levá-las a sério é que consegui ficar um pouco mais egoísta, independente, e também a me tornar mais responsável pela minha própria felicidade. Antes eu teria dito: a culpa é de meus pais; eles é que não deixaram. Hoje reconheço que somente eu sou responsável se não faço nada para mudar as coisas.»*

A Espiral Negativa do Sentimento de Impotência

Uma criança como Margret, que foi supervigiada e protegida em excesso, tem dificuldade para aprender a tomar as próprias decisões e enfrentar sozinha as dificuldades. Ela não desenvolveu confiança na própria força, capacidade e inteligência. Ela também não tem confiança na própria capacidade de desempenhar tarefas. Foi feita uma comparação entre homens e mulheres para verificar sua confiança na própria capacidade de realizar tarefas com que não estavam familiarizados. Verificou-se que os homens tinham a tendência a superestimar suas capacidades, enquanto as mulheres tinham a tendência a subestimá-las. Isto é, as mulheres se saíam muito melhor nas tarefas do que achavam que podiam. Além disso, os homens têm um outro modo de lidar com a atribuição de culpa: eles responsabilizam os outros quando algo não dá certo, enquanto as mulheres responsabilizam a si próprias e, com isso, acabam depreciando sua própria capacidade.

Quando os homens e as mulheres avaliam a própria capacidade de realizar tarefas, em geral os homens se superestimam, enquanto as mulheres se subestimam. Isto é, as mulheres em geral se saem melhor do que acreditam que podem se sair.

Não estou aprovando o modo «irresponsável» dos homens de avaliar suas ações. Provavelmente, o melhor estilo de avaliação está num ponto intermediário entre esses dois extremos: parte da culpa estaria nas circunstâncias não favoráveis; mas há também a contribuição pessoal de cada um, que precisa ser analisada com atenção. Mas essa análise não deve ser do tipo: «Eu sou um fracasso», mas do tipo: «Não funcionou. Eu não tomei as melhores decisões. Vou tentar de novo, mas agora vou modificar a segunda e a terceira partes do trabalho.»

Suponhamos que na folha de controle de consumo de alimentos você tenha anotado: «Comi demais. Sou um fracasso. Não consigo emagrecer.»

Procure sentir o efeito de uma afirmação como essa sobre você mesma. Ela faz você se sentir impotente e deprimida? Então é melhor observar com atenção que sentimento você não está conseguindo enfrentar nesse momento e, por isso, precisa reprimi-lo abusando da comida. Se você não aprender a lidar de outro modo com esse sentimento, ele vai estar sempre pegando você de surpresa e empurrando-a para o pote de guloseimas. Recriminar a si mesma e menosprezar-se não leva a nada; pior ainda, esse comportamento só leva você a comer mais.

Quando achamos que não conseguimos realizar uma tarefa e com isso nos consideramos incapazes, nossa auto-estima diminui. Com uma baixa auto-estima e uma baixa expectativa quanto à própria capacidade de realizar uma determinada tarefa, diminui nossa motivação para tentar realizá-la. Isso faz com que desistamos facilmente diante das dificuldades e essa desistência acaba sendo mais uma prova da nossa incapacidade. Isso, por sua vez, faz com que nossa auto-estima e nossa confiança em nossa própria capacidade caiam ainda mais. Deixamos então de tentar, procuramos desculpas e ficamos sempre adiando as tarefas. Deixamos de questionar e discutir. Não conseguimos mais tomar decisões, adiamos tudo para depois e evitamos enfrentar novos desafios.

Como Nos Tornamos «Independentes»?

Se desde nossa tenra infância nós sempre entregamos aos outros o poder de decidir sobre a nossa própria felicidade, será possível agora retirar-lhes esse poder? Um sábio disse certa vez: Amadurecer significa superar limites.

Significa: ser «desobediente», ser pessoa «má», arriscar um pouco, ser desrespeitosa, questionar as coisas e fazê-las de modo totalmente diferente do que «se» costuma fazê-las. Em resumo, fazer suas próprias experiências, mesmo que para isso tenhamos de passar por experiências amargas.

O desamparo e o sentimento de impotência aprendido está atuando sobre você, quando você

- está sempre adiando trabalhos importantes «sem motivo»;
- já não consegue tomar decisões, mas deixa tudo correr ao deus-dará;
- oscila entre a depressão e o pânico diante de tarefas a serem realizadas;
- desiste logo diante de dificuldades e não tem capacidade de persistência e perseverança;
- não quer correr riscos de forma alguma («ou será assim, ou então nada feito»);
- não procura descobrir soluções alternativas, mas se apega ao modo como as coisas «deveriam ser feitas»;
- espera que tudo na sua vida se resolva com facilidade;
- não enfrenta as dificuldades; ao contrário, exteriormente faz das tripas coração, mas por dentro se sente uma pobre vítima;
- queixa-se e resmunga, mas não procura agir.

São justamente dessas experiências que as pessoas «bem-intencionadas» querem nos poupar. Para elas, estão acima de tudo a segurança, a previsibilidade e a certeza de poder controlar totalmente as situações.

Você teve pais assim «bem-intencionados»? Na sua infância, tudo o que era divertido era considerado perigoso? Andar de bicicleta, nadar no mar, patinar, ficar fora de casa, subir em árvores altas? Existem crianças com 6 anos de idade que nunca tiveram a chance de lidar com uma faca. Em geral, as meninas são ainda mais (super)protegidas que os meninos.

Amadurecer significa ultrapassar limites. Significa fazer suas próprias experiências, mesmo que para isso se tenha de passar por experiências amargas.

«De onde lhe veio a idéia de ir para a Córsega nas férias? Nem sonhando você vai. É muito caro, muito quente e você nem conhece as pessoas do acampamento. Sabe-se lá o que pode acontecer num lugar desses!» — Era assim que argumentavam os pais de Karin quando ela tinha 17 anos e queria acampar nas férias. Ela tinha conseguido poupar 700 marcos distribuindo folhetos, de modo que assim as férias não iriam custar um tostão aos pais. Mesmo diante da oposição dos pais, Karin foi para a Córsega, atormentada por sentimentos de culpa. Lá tudo aconteceu como os pais haviam «profetizado»: Karin tinha dificuldade para se relacionar com as pessoas, ficava muito tempo sozinha e não sabia o que fazer. E ela sempre estava pensando nos pais em casa, que iriam dizer: «Viu? Bem que avisamos. Você não devia ter ido.»

A vergonha de Karin era tão grande que ela começou a se entupir de comida. Ela se recriminava o tempo todo e foi se isolando cada vez mais. As férias foram abomináveis, e quando terminaram, Karin tinha engordado cinco quilos. Durante as férias, Karin só recebeu mensagens negativas dos pais, que a faziam sentir-se impotente diante das situações. Eles teriam gostado que a filha ficasse sob a sua guarda e que não tivesse procurado fazer algo novo sozinha, para que pudessem ter o controle de tudo.

Infelizmente, Karin não recebeu nenhum encorajamento da parte dos pais. Eles poderiam tê-la elogiado por ter conseguido ganhar sozinha o dinheiro para as férias. Poderiam ter demonstrado admiração por sua coragem em viajar para o exterior com um grupo de pessoas desconhecidas. Poderiam tê-la encorajado a procurar a companhia das pessoas no grupo, a praticar esportes ou a participar de excursões. Poderiam tê-la aconselhado a levar alguns bons livros caso ficasse entediada. Poderiam ter-lhe dado alguns jogos para levar, para que pudesse convidar outras pessoas para jogar (isso seria uma distração e poderia facilitar o contato com outros).

> ***Para ser «independentes», temos de aprender a perceber nossas necessidades e também a satisfazê-las mesmo em situações adversas.***

Karin passou a achar que ela não poderia ter nenhuma influência positiva sobre o transcurso de suas férias.

Sendo assim, a comida deveria «adoçar» as férias. Mas essa não é uma solução duradoura. Karin foi perdendo o costume de fazer coisas novas sozinha. Agora ela tem de criar coragem para reaprender a agir por conta própria. Ela também tem de aprender a representar para si mesma o papel dos «pais incentivadores» que ela não teve na infância.

Para voltarmos a ser «independentes», temos de reaprender a perceber quais são as nossas necessidades e a satisfazê-las mesmo em situações adversas.

Em geral, não temos consciência das situações em que nos comportamos como alguém que se sente impotente e, por isso, deixamos de assumir a responsabilidade pela própria felicidade, pois essas situações estão muito arraigadas na educação da mulher. São situações em que nós nos contemos, nos sacrificamos, tratamos os outros com deferência, esperamos pelos outros e em que não somos egoístas, mal-agradecidas ou egocêntricas. Leia livros sobre esse tema, converse sobre isso com outras mulheres, experimente assumir posições de poder e procure ter mais autonomia. E deixe de ficar à espera. Tome suas decisões e aja de acordo.

Faça algo — agora, imediatamente.

Estratégias Para Vencer o Sentimento de Impotência

1. Feche os olhos e reflita se existe algo que você gostaria de fazer, mas não se acha capaz de fazê-lo; por exemplo, ir a uma discoteca, aprender a tocar um instrumento, viajar sozinha em férias, etc. Procure imaginar-se exercendo essas atividades, com todos os detalhes. Como você se sente? Procure então imaginar que seus pais estão com você e que têm orgulho de você. Como você se sente agora?
2. Inscreva-se num curso de extensão cultural ou em alguma outra atividade que você antes não se julgaria capaz ou não teria coragem de freqüentar.
3. Procure controlar sua postura corporal. Ande ereta, olhe para as pessoas no rosto, fale alto e com clareza.
4. Diga sempre a si mesma: «Eu quero e eu posso.»
5. Dê livre curso a seus desejos, necessidades, impulsos (mesmo que sejam totalmente malucos). Procure senti-los e imagine com detalhes como você vivencia seus desejos.
6. Se for difícil praticar tudo isso, procure uma amiga que faça esses exercícios com você.
7. Procure obrigar-se a exercer atividades diferentes. Você precisa sentir por experiência própria que é capaz de cuidar sozinha de si mesma — da mesma forma que os cães que tiveram de ser levados para fora da jaula para descobrir que podiam fugir dos choques.
8. Se você sentir que está para começar a comer compulsivamente por ansiedade, por exemplo, em vez de inscrever-se no curso de extensão cultural, procure deixar a alimentação para depois e prometa a você mesma que no dia seguinte irá se inscrever no curso.
9. Elogie-se por suas pequenas conquistas. Lembre-se: tudo o que faz você sair da situação de apatia e abandonar a atitude de ficar à espera de que as coisas aconteçam já é um avanço.
10. Não pergunte tantas coisas aos outros; procure em vez disso encontrar você mesma uma resposta.

O QUARTO (bom?) Motivo Para Comer em Excesso: A Solidão

A solidão não tem relação alguma com viver sozinha. Podemos nos sentir muito bem sozinhas quando sabemos lidar com isso. Sem dúvida, as pessoas que vivem sozinhas de vez em quando se sentem solitárias, ou entediadas, e isso pode levá-las a comer demais.

> Mas solidão é algo diferente. É o isolamento, o sentimento de estar excluída e não ser bem recebida. A pessoa sente que não é mais reconhecida, útil ou aceita. Todos nós passamos de vez em quando por esse tipo de experiência. Mas existe também uma solidão crônica vinculada à depressão e, em geral, ao retraimento, à baixa auto-estima e a atitudes pessimistas e autodestrutivas.

Karin: «*Eu me sinto pouco à vontade para conversar com as mães das outras crianças, pois eu não sei o que conversar com elas. Elas só falam de crianças e mais nada. Às vezes também sobre onde comprar mais barato. E às cinco horas, horário em que os maridos voltam para casa, elas têm de correr para casa para servir o jantar. Eu não quero ser como essas mulheres! Não existem outras coisas para fazer na vida?*»

Sem mencionar o fato de que Karin também não toca em outros temas, existem sem dúvida mulheres que se interessam também por outros temas. Mas Karin desiste muito depressa. Se algo não funciona de imediato ela não procura tentar de novo. Ela também tende a menosprezar as outras mulheres. Ela as vê mais como concorrentes que como amigas ou aliadas. Karin suspeita de que esse comportamento provém de sua infância.

Karin: «*Quando recebíamos visitas, essas eram sempre de parentes. Os vizinhos nunca nos visitavam, nem também pessoas ‹estranhas›, e nós crianças somente de vez em quando podíamos receber os amigos em casa. Quando estava prevista alguma visita para o domingo, minha mãe durante a semana fazia uma espécie de ‹ensaio› preparando os mesmos pratos que seriam servidos no domingo, para que nada saísse errado. A única preocupação era impressionar os parentes. Para o grande dia, toda a casa era limpa num grande afã, a mesa era decorada faustosamente, as crianças se vestiam com as melhores roupas. Nós, crianças, éramos exibidas e tínhamos de representar nosso papel sendo comportadas e bem-educadas. Nós nos sentávamos durante um longo tempo em nossas cadeiras, mas depois de comer tínhamos de sair, talvez porque poderíamos falar demais. Minha mãe tinha como única preocupação servir a comida e a bebida. Meu pai falava sem parar e a atmosfera era um tanto desagradável e muito tensa. Quando, depois de algumas penosas horas, as visitas iam embora, vinha então o pior: falava-se mal de todos os parentes. Depois eram contadas as velhas histórias de família e vinham à tona a inveja, o ódio e o ciúme porque tia Gustl tinha destinado tão pouco a meus pais em seu testamento. Nós crianças ficávamos boquiabertas diante de tanta falsidade.*»

A Família «Perfeita»

A família de Karin criou para as pessoas de fora uma determinada imagem: nós somos bem-sucedidos. Eles, que podiam manter uma casa primorosa; eles, que a cada três anos trocavam de carro; eles, com as crianças bem-educadas, a casa impecável e o jardim bem-cuidado; eles, a família perfeita com crianças perfeitas.

E por trás das aparências ninguém podia saber o que se passava. Sobre os sentimentos ninguém falava, pois quem tivesse sentimentos era fraco e quem fosse fraco merecia o desprezo.

Na família de Karin, todos sofriam de solidão. Não por estarem sozinhos ou por se sentirem entediados, mas porque cada qual deveria enfrentar sozinho as próprias necessidades e a própria vulnerabilidade. Em situações como essa, são principalmente as crianças que sofrem. Elas querem, «apesar disso», ser amadas e aceitas. Os membros da família estavam o tempo todo sujeitos a serem tratados com desprezo, desdém e sarcasmo. Para conseguir um pouco de controle sobre a própria situação, as crianças procuravam destacar-se com relação aos outros para merecer elogios. Elas eram rígidas consigo mesmas e com os outros; estavam sempre menosprezando os outros, não mostravam mais «fraquezas», somente choravam escondido e foram se tornando frias. Num ambiente assim, muitas crianças começam a fingir e a mentir. A aparência é tudo: se não a mantiverem, elas podem perder o amor dos pais. Quando se tornam adultas, as pessoas as consideram arrogantes, mas na verdade elas são apenas ansiosas, pois têm medo da rejeição. Seu lema é: melhor parecer fria e evitar que as pessoas percebam a minha necessidade de relacionamento do que sofrer uma rejeição. Para pessoas assim tão profundamente magoadas, o maior medo é revelar a própria vulnerabilidade e necessidades e que os outros cheguem a rir delas.

O Perfeccionismo Como Solução

O que podemos fazer para evitar parecer excessivamente carentes e ser menosprezadas por causa disso?

Todos nós temos necessidade de relacionar-nos com outros seres humanos. Queremos ser aceitos, amados, reconhecidos, compreendidos, úteis, importantes, protegidos, acolhidos e somente podemos conseguir isso quando nos aproximamos das pessoas e nos relacionamos com elas. Mas com isso as pessoas ficam conhecendo nossas necessidades e podem rir delas ou deixar-nos frustrados. Para evitar isso, nós acabamos por nos isolar. É justamente isso que fazem muitas pessoas solitárias! Elas sofrem com a solidão e se isolam por medo da rejeição.

Elas acham que podem ser rejeitadas por serem ignorantes, gordas, pobres, por não saberem falar certo, por não conseguir acompanhar os outros pelo raciocínio ou por serem de alguma forma inconvenientes. Elas têm medo de serem menosprezadas por isso, da mesma forma que os pais menosprezavam outras pessoas. Para compensar, elas preferem se empanturrar de espaguete com molho, sentir-se gordas e pensar: «Enquanto eu for gorda deste jeito, não posso mesmo ir a uma discoteca. Este é um bom motivo para eu ficar em casa hoje.»

Muitas pessoas sofrem de solidão e se isolam por medo de serem rejeitadas. Elas procuram se mostrar para os outros da forma que acham que seus pais não as menosprezariam: frias, distantes, arrogantes e objetivas.

E elas encontram uma «solução genial» para lidar com suas carências: elas se mostram para os outros da forma que acreditam que seus pais não as menosprezariam: frias, distantes, secas, arrogantes, objetivas.

Elas procuram ser irrepreensíveis, perfeitas.

Bloqueios Nos Relacionamentos

Você já teve a oportunidade de observar pessoas bem-sucedidas conversando entre si? Elas se mostravam frias, distantes, secas, arrogantes e objetivas? Provavelmente não. Suponho antes que se mostravam descontraídas, bem-humoradas, ousadas. Ou será que em vez disso elas — conforme a situação — conversavam seriamente o tempo todo? Os piores bloqueios quanto aos relacionamentos são a pretensão de sempre ter razão, a falta de humor, o excesso de seriedade, a tendência a evitar o contato com os olhos, o laconismo, a arrogância, o medo da rejeição, as expectativas muito altas com relação ao parceiro, o desleixo com relação a si mesma, a baixa auto-estima, o desinteresse com relação aos outros.

Quem não ama a si mesmo também não ama os outros. A falta de amor-próprio manifesta-se no modo de lidar com as próprias necessidades: «Ah! cozinhar só para mim não vale a pena!», é o que freqüentemente ouço de muitas clientes. E quando é que «vale a pena»? Se eu não posso cuidar de mim, quem pode? A resposta é simples: a pessoa está esperando por um parceiro. Ele terá de amá-la, de valorizá-la, de dar-lhe afeto, de admirá-la em tudo. Ela terá de ser a mulher número um para ele: se ela precisar dele, ele deverá deixar tudo de lado e correr para ela. Ele terá de prover tudo para ela em termos materiais, mas sobretudo em termos emocionais — ela terá de agir como boa mãe que tanta falta lhe fez na infância. Mas agora as expectativas são muito maiores e também a possibilidade de decepções. Não há parceiro nem amiga que possam viver por nós a nossa vida. Não existe ninguém que possa exercer o papel de uma boa mãe para nós.

Quando nos apegamos demais, fazemos concessões em demasia, queremos agradar os outros em tudo e não podemos conversar com ninguém sobre isso. Então, nossa solidão fica ainda maior.

Estratégias Para Vencer a Solidão

1. Observe como as pessoas em geral entabulam e mantêm uma conversa. Que impressão elas dão? Você tem a impressão de que estão tensas? Ou tem a impressão de que elas se sentem à vontade?
2. Procure manter diariamente uma conversa curta e amistosa com alguma vizinha, uma colega, uma vendedora. Você precisa aprender a começar uma conversa descontraída e

saber como interrompê-la para sentir que pode ter controle sobre a conversa.

3. Repita sempre para você mesma que a pessoa com quem você está conversando é interessante e que você a acha simpática. Você acabará transmitindo essa sensação para a pessoa.
4. Procure não se esforçar por causar uma boa impressão; apenas conte algo engraçado ou pessoal.
5. Faça muitas perguntas. Isso mostrará que você está interessada no que seu interlocutor tem a dizer.
6. Convide de vez em quando alguém que você ainda não conhece bem.
7. Olhe seu interlocutor nos olhos o mais freqüentemente que puder.
8. Se você se sentir tensa, repita para si mesma: «Está tudo bem. Eu me sinto bem.»
9. Da próxima vez, tente resistir um pouco à solidão antes de recorrer à comida. Talvez outros sentimentos também venham à tona: medo, tristeza, desamparo... Dê livre curso a esses sentimentos e chore. Em geral, isso é suficiente para diminuir a pressão da solidão e a necessidade de aliviá-la com a comida.
10. Faça alguma coisa para você mesma. Procure descobrir suas necessidades e satisfazê-las pelo menos em parte, sem esperar que seu parceiro tenha de se responsabilizar por atendê-las. Um grupo de auto-ajuda para pessoas solitárias, um clube de solteiros, uma associação ou grupo de interesses são bons meios para (re)aprender a começar conversas descontraídas, a abrir-se e, mais tarde, a desenvolver amizades. Interesses em comum unem as pessoas. Se a «cola» vai durar ou não, depende também da atenção que você der ao relacionamento; por exemplo, conversando, telefonando ou escrevendo regularmente para o outro. Mas, se não houver reciprocidade, seria bom você procurar saber se não existem outras pessoas que poderiam dar mais valor à sua amizade.

O QUINTO (bom?) Motivo Para Comer em Excesso: O Medo de Ser Magra

Não, você não leu errado. É realmente «ter medo de ser magra». «Mas como pode ser isso?», você deve estar se perguntando. «Pode-se compreender o medo de ser magra. Mas como pode a magreza desejada provocar medo?»

Uma ex-cliente minha havia perdido 20 kg durante um curso de redução de peso e se sentia muito bem. Quando o curso estava para terminar, ela foi a uma padaria comprar pão. A vendedora, que a conhecia ainda da época em que era gorda, comentou maravilhada a aparência de minha cliente: «Você está fantástica. Como conseguiu emagrecer?» Nesse momento, minha cliente sentiu uma enorme vontade de comer. Durante toda a semana ela devorou tudo o que pôde e, em seis meses, ela recuperou todo o peso.

Estou sempre ouvindo histórias desse tipo. Quando se pergunta a essas mulheres o que exatamente elas sentiam de ameaçador em serem magras, elas diziam:

- *«De repente, eu recebia muita atenção e não conseguia lidar com isso.»*
- *«Quando eu era gorda, eu não era uma concorrente para as minhas amigas. Mas quando emagreci, elas de repente passaram a me tratar de modo diferente. Uma de minhas amigas procurava estar sempre presente quando eu conversava com o namorado dela.»*
- *«De repente, minhas amigas já não gostavam tanto de sair comigo quanto antes. Antes eu era a boa companheira que não representava perigo algum. Hoje sou uma concorrência que minhas amigas têm de levar a sério, e elas agora me tratam levando isso em conta.»*
- *«As pessoas que fazem parte de meu círculo de amigos estão sempre me perguntando se eu estou doente. Elas dizem que eu pare-*

ço muito mal, desnutrida e pálida, e estão sempre procurando me fazer comer mais. Na verdade, elas sentem inveja porque eu consegui emagrecer e elas não.»

- *«De repente, os homens começaram a olhar para mim de um modo estranho, cheios de desejo e sensualidade. Antes eles me levavam a sério como companheira, depois que emagreci, eu me sentia um objeto. Isso era muito desagradável e eu não sabia como lidar com isso.»*
- *«Quando eu era gorda, eu não precisei me livrar de nenhum assédio porque ninguém se aproximava de mim. Agora eu percebo como é difícil recusar uma pessoa indesejada.»*
- *«Minha mãe também é muito gorda. Por anos a fio ela criticara a minha aparência. Quando emagreci nosso relacionamento se tornou tenso. Antes nos sentávamos descontraídas para tomar um café e conversar; éramos gordas mas estávamos unidas. Agora, eu, de repente, era ‹ridícula› por querer comer só um pedaço de bolo. Eu me sentia uma traidora.»*
- *«Quando eu era gorda, aos sábados eu ficava sentada confortavelmente na varanda da casa, enquanto o meu namorado ia fazer excursões junto com a liga da Floresta Negra. Com meu peso, ninguém me achava capaz de enfrentar longas caminhadas. Eu ficava em paz e as pessoas ainda se condoíam de mim. Quando emagreci, começaram os convites: para excursões, para a piscina, para dançar. Eu não tinha mais motivos nem desculpas para ficar fora dessas atividades.»*

Os Medos Que se Escondem Sob a Gordura

Essas declarações mostram claramente quais são os medos que estão por trás da gordura:

- o medo da concorrência;
- o medo das exigências feitas a nós;
- o medo da inveja;
- o medo de ter de impor limites;
- o medo de magoar alguém;
- o medo de ter de tomar decisões;
- o medo de defender seu direito às suas idiossincrasias.

Quando, durante a psicoterapia, as mulheres gordas fazem exercícios procurando imaginar como seria a vida se elas fossem magras, muitas delas mostram acreditar que quando forem magras finalmente sua vida «entrará nos eixos». Para algumas, isso significa que encontrarão um homem que ficará ao lado delas para o resto da vida. Para outras, isso significa que não terão mais preocupações; que serão levadas a sério; que serão aceitas; que poderão vestir roupas mais bonitas; que estarão sempre de bom humor; que não perderão o fôlego com tanta facilidade; que poderão impor limites às exigências do chefe (elas pensam: como sou gorda, pelo menos tenho de ser dócil); que chamarão a atenção em todas as festas; que ficarão cercadas de homens atraentes; que poderão pensar mais em si mesmas; que terão mais confiança em si mesmas; que tudo o que planejarem dará certo.

A idéia que algumas mulheres gordas fazem de sua vida como magras é uma imagem estática. Isto é, nela tudo é e permanece fantástico para sempre. Essa imagem estática exclui qualquer idéia de um possível desenvolvimento ou mudança. Mas nenhum sistema vivo é estático; todos são dinâmicos e estão em movimen-

> Para mulheres magras, essas propriedades mágicas da magreza parecem simplesmente estranhas. Nem todas as mulheres magras conseguem impor-se limites. Nem todas as mulheres magras estão sempre de bom humor e despreocupadas. Nem todas as mulheres magras encontram o homem com quem possam viver felizes para sempre, como nos contos de fadas.

to. Também as mulheres gordas suspeitam disso, e é isso que provoca tanto medo nelas. Uma delas disse-me uma vez: «Enquanto eu for gorda, eu terei a esperança de emagrecer e de que então tudo fique bem. Mas se eu for magra e, apesar disso, nem tudo estiver bem, então a possibilidade de melhorar depende totalmente de mim. E nesse caso eu não saberia o que fazer.»

Não é então muito mais fácil estar sempre pensando em emagrecer e, ao mesmo tempo, comendo em excesso para que isso nunca se realize?

Esse modo de «resolver o problema» é tão eficiente quanto uma pessoa se sentar numa bicicleta ergométrica e se exercitar até a marca dos 100 km, imaginando que está a 100 km de distância. O esforço foi feito, mas não houve avanço algum. Mas talvez a pessoa não queira mesmo avançar. Tudo o que fazemos, no fundo tem um sentido.

Que sentido tem engordar e continuar gorda?

Para Que Serve a Gordura

Pessoas gordas são simpáticas — essa era a imagem dos gordos quando ser gordo era considerado algo positivo. César já dizia: «Que os homens gordos fiquem à minha volta.» Os gordos sempre estão saciados e satisfeitos, dormem bem, têm bom humor e bom coração, é o que se diz. César não se sentia ameaçado por homens gordos e, como vimos, muitas mulheres não se sentem ameaçadas por amigas gordas.

A psicoterapeuta Catherine Herriger chama as mulheres gordas de «mulheres castradas»: no papel de pessoas amistosas e socialmente ajustadas, elas evitam confrontos agressivos. São consideradas assexuadas e dóceis. A mulher gorda é uma mulher comportada! Uma mulher reservada, que ri amistosamente, não quer conflitos e que «em nome da paz» deixa de lado as próprias necessidades, interesses e desejos, ou já nem os percebe mais. Ser gorda é um defeito, e ela se envergonha disso. Para compensar esse defeito, ela procura tornar-se superajustada. «Como sou gorda, não posso ser agressiva, descortês, egoísta ou mal-agradecida. Assim, preciso pelo menos ser simpática, senão ninguém vai gostar de mim.» É o que pensam muitas mulheres gordas.

Mas ser ajustada em excesso deixa a pessoa ressentida, pois ela está sempre deixando de lado os próprios desejos. Como o ressentimento não pode ser expresso, a pessoa enche a boca de comida e sorri. É um círculo vicioso sem fim. A mulher vai ficando cada vez mais gorda e a vergonha se torna cada vez maior. A mulher acredita que se envergonha de sua gordura. Isso é bem verdade, mas provavelmente ela já sentia vergonha antes de se tornar gorda. Antes, ela se envergonhava de outros «defeitos» apontados pela família, pelas colegas da escola, pelos professores ou pelos namorados.

No Princípio Era a Mágoa

Se você está entre as mulheres que de repente começaram a comer mais e engordaram consideravelmente, procure lembrar-se de certos acontecimentos ocorridos nessa época.

Muitas mulheres antes de se tornarem gordas, eram simplesmente robustas, mas não gordas. No entanto, elas eram ridicularizadas pela família como «gorduchas». Somente então a atenção se voltou para a sua aparência. Elas se sentiam inferiores e se enver-

> Você sofreu alguma decepção nessa época? Foi abandonada pelo namorado? Morreu alguém que lhe era caro? Você mudou de escola, universidade ou emprego? Nessa época, você se sentia excluída? Você se sentia ridicularizada por suas características físicas ou mentais? Na puberdade, você sentia vergonha das novas formas que seu corpo ia adquirindo? Você foi molestada ou sofreu abusos sexuais?

gonhavam disso. O passo seguinte foi o retraimento social. Reflita se houve épocas em que você tinha pouco contato com as pessoas e se afastava (ou ia comer). Isso já era uma conseqüência da mágoa que você sentia. A gordura funcionava cada vez mais como uma capa protetora. Sua função era proteger você. Do quê? Da vergonha que você sentia de alguma coisa, que eu aqui chamo simplesmente de «defeito». Você não conseguia agradar a seus pais? Nesse caso, a gordura poderia funcionar como um «bom motivo» para explicar por que você não conseguia agradá-los. Quando a pessoa encontra um «motivo» para explicar por que os pais estão sempre criticando, ela também adquire o poder de eliminar a crítica eliminando o «motivo». Esse modo de pensar, mesmo sendo apenas um modo de enganar a si própria, tem o poder de afastar o sentimento de impotência diante de uma situação. Na época, você, sem dúvida, era impotente para mudar a situação. O retraimento e a comida tinham a função de protegê-la e consolá-la de outras mágoas. A gordura funcionava como uma camada de isolamento e como um meio de manter os outros à distância. Ao mesmo tempo você se esforçava por ser comportada e bem-ajustada. A psicoterapeuta Susie Orbach define a gordura como «a tentativa de se fundir com os outros e ao mesmo tempo construir um muro impenetrável à volta de si». Isso quer dizer que a gordura é uma tentativa de não impor limites aos outros e, ao mesmo tempo, de impedir que eles se aproximem demais. O medo que constrói o muro é o medo de ser magoada. O medo que impede a imposição dos limites é o medo da separação, da independência, da solidão. Esses dois medos formam um dilema para o qual todos os seres humanos têm de descobrir o seu próprio modo de enfrentar, um dilema que constitui um aspecto importante de sua vida pessoal e com o qual você precisa aprender a lidar.

Margret: «*Depois que superei meus problemas com a alimentação, aos poucos emagreci sete quilos sem ter feito um esforço consciente para comer menos. Mas esse não foi o resultado mais importante da terapia. Muito mais importante foi eu ter aprendido a reconhecer e repelir todo tipo de abuso. Isso não é uma coisa tão fácil e exigiu uma vigilância muito grande sobre mim mesma. No meu caso, por exemplo, havia na clínica algumas situações em que eu simplesmente assumia responsabilidades demais: com o tempo, todos achavam que era minha obrigação estacionar o carro dos visitantes, inserir os dados nos gráficos ou substituir os colegas quando estavam doentes. Quanto mais esforçada eu era, mais preguiçosas minhas colegas iam ficando. Somente quando percebi isso, e me queixei, é que essas tarefas foram distribuídas de modo mais equilibrado. Antes da terapia, eu não teria tido coragem de me queixar e de abandonar a imagem de onipotente. O melhor disso tudo foi que, depois disso, as colegas não deixaram de gostar de mim, mas passaram a me respeitar mais. Elas passaram a me consultar antes de me encarregar de novas tarefas.*»

Como Desmascarar o Medo de Ser Magra

Se quiser descobrir se você tem medo de ser magra, pegue uma folha de papel e escreva: «Quando eu chegar ao meu peso ideal, eu vou ....» Anote tudo que lhe vier à cabeça. Se não se lembrar de muita coisa, procure observar-se no decorrer da semana, perguntando-se em diferentes situações: como uma mulher magra iria se comportar nesse caso? Anote então na sua lista. Quantos mais dados você reunir, mais informações você terá.

1. Observe, em primeiro lugar, suas anotações referentes à cobertura da realidade. Se você for magra, você poderá vestir outras roupas, vai estar mais ágil, mais em forma, estará sob um risco menor de adquirir certas doenças (doenças cardiovasculares, problemas na coluna e nas articulações; pressão alta, por exemplo). Sublinhe com a cor verde as anotações nessa categoria «claramente realista».

2. Se você só encontrou alguns aspectos positivos na sua situação como magra, observe então se, como magra, você se vê como uma pessoa mais corajosa, mais despreocupada, mais integrada, mais amada, conseguindo valorizar mais os limites. Foram qualidades como essas que você encontrou? Nesse caso, observe com atenção seu relacionamento com os que a cercam. Ele está cheio de ansiedade? Você tem dificuldade para ficar sozinha? Precisa muito da aprovação dos outros? Então o que você precisa é aprender a valorizar os limites, a ser independente, a lidar com a solidão, a resistir à dor, a ser «má».

3. Você se vê mais ativa, mais ágil, mais falante, sempre em movimento e de bom humor? Então use a gordura para se acalmar, para enfrentar o sofrimento, como um motivo para se retrair. Você é do tipo tranqüilo e caseiro, e acha que deveria ser «totalmente diferente»? Então você precisa aprender a defender seu direito de ser o que você é. Quando você emagrecer, você também poderá sentar-se no sábado à tarde na varanda de sua casa, e ficar lendo, em vez de ir a excursões ou nadar.

4. Se na sua lista houver anotações do tipo «... eu poderia ir à sauna e à piscina», você deve começar *já* a praticar essas ati-

vidades. Se você não tem coragem de fazer essas coisas sozinha, procure convencer uma amiga ou alguma outra mulher gorda a ir junto com você. Mas não espere mais: é tempo da sua vida que você está desperdiçando.

5. Faça de conta que você já está magra. Finja durante um dia inteiro que você chegou ao seu peso ideal. Ria, paquere, encare as pessoas nos olhos. Você sente que está se movimentando de modo diferente do habitual? Você poderia começar já a se comportar mais despreocupadamente no seu dia-a-dia? Você conseguiria irradiar a sensação de que se sente bem como mulher? Experimente.

6. Quanto mais sua «personalidade magra» se distinguir de sua «personalidade gorda», mais você continuará gorda, porque a «personalidade magra» não corresponde à sua verdadeira personalidade. Você poderia manter sua «personalidade gorda» sendo magra? Você deve saber que também as mulheres magras podem ser caseiras, tranqüilas, retraídas, tristes ou tímidas. Elas também podem ficar na cama num dia ensolarado. Dê a você mesma o direito de ser como você é.

Como Reaprender a Comer

Agora você conhece muitos motivos, melhores ou piores, para comer mais do que você gostaria.

Você já pensou alguma vez que sua aparência atual poderia ser um meio-termo entre as exigências, atividades e riscos que você consegue «tornar reais»? Como cheguei a essa conclusão? É muito simples. Eu peço a todas as mulheres que atendo em minha clínica que façam o exercício de se imaginar agindo como gordas e como magras. Nesse exercício, elas devem se colocar mentalmente em situações (numa festa, no local de trabalho, com o marido, etc.) que devem ser «enfrentadas» uma vez como mulheres gordas e uma vez como mulheres magras. Quando pergunto, depois, como elas enfrentariam essas situações *na realidade*, algumas revelam que reagiriam mais como «gordas» (isto é, como ajustadas, dóceis, passivas, com pouca confiança em si mesmas) e outras como relativamente dóceis, relativamente ajustadas e relativamente seguras de si. A aparência delas também se situa em algum ponto entre «totalmente gorda» e o corpo ideal. Disso eu concluí que muitas mulheres têm a aparência que elas conseguem «tornar real».

> Se uma mulher gorda, insegura, superajustada e maleável, de repente se tornasse magra e sensual — ela saberia lidar com essa sua nova aparência? Responda você mesma.

Eu gostaria agora de transmitir a todas as mulheres que acham que comem «em excesso» as regras de alimentação de Susie Orbach. Eu mesma obtive bons resultados com essas regras.

As respostas de minhas clientes a essas regras são variadas. Elas mesmas decidem quais as regras que se aplicam ao seu caso.

1. Coma apenas quando tiver fome.
2. Coma somente o que você tiver vontade de comer.
3. Faça uma pausa de dez minutos quando chegar à metade da porção.
4. Continue então a comer, se precisar.
5. Deixe sempre um restinho no prato.
6. Coma sempre devagar, mastigue bem e não desvie sua atenção lendo ou vendo televisão.

Com essas regras você deverá aprender a distinguir entre fome e apetite. Você precisa saber o que você tem vontade de comer. Você precisa fazer experiências para descobrir quando está satisfeita.

E você precisa aprender conscientemente a se conter, embora ainda tenha vontade de comer o resto da porção.

Existem basicamente três regras de ouro para um comportamento saudável com relação à comida:

- Coma de tudo que você tiver vontade, mas moderadamente.
- Faça bastante exercício.
- Reduza suas expectativas quanto à sua aparência para medidas mais realistas.

Certamente, você já sabia de tudo isso antes, ou não?

Leitura Complementar

Göckel, Renate. *Esssucht — oder die Scheu vor dem Leben*. Hamburgo, Ed. Rowohlt, 1988.

Göckel, Renate. *Endlich frei vom Esszwang*. Zurique, Ed. Kreuz, 1992, 1996. [*Finalmente Livre da Compulsão Alimentar*, publicado pela Editora Pensamento, São Paulo, 1999.]

Herriger, Catherine. *Die böse Mutter — Warum Frauen dick werden und dick bleiben*. Munique, Ed. Heyne, 1990.

Mandorf, Claudia. *Angstanfälle — Hilfe in der ersten Not*. Zurique, Ed. Kreuz, 1995.

Marone, Nicky. *Erlernte Hilflosigkeit überwinden*. Frankfurt, Ed. Fischer, 1994.

Orbach, Susie. *Antidiätbuch*. *Frauenoffensive*, Munique, 1979.

Pearson, L. *Psychodiät — Abnehmen durch Lust am Essen*. Munique, Ed. Heyne, 1975.

Pollmer, Uwe. *Prost, Mahlzeit! Krank durch gesunde Ernährung*. Colônia, Ed. Kiepenheuer & Witsch, 1994.

Powter, Susan. *Ohne Diät geht's auch*. Munique, Ed. Zaber Sandmann, 1995.

Pudel, Volker. *Ernährungspsychologie*. Göttingen, Ed. Hogrefe, 1991.

Roth, Geneen. *Essen als Ersatz*. Hamburgo, Ed. Rowohlt, 1989.

Roth, Geneen. *Sehnsüchtiger Hunger*. Munique, Ed. Kösel, 1992.
Seligman, Martin. *Erlernte Hilflosigkeit*. Weinheim, Ed. Beltz, 1995.
Tannen, Deborah. *Du kannst mich einfach nicht verstehen*. Hamburgo, Ed. Kabel, 1990.
Waterhouse, Debra: *Frauen brauchen Schokolade*. Munique, Ed. Goldmann, 1995.
Whybrow, Peter: *Winterschlaf*. Hamburgo, Ed. Kabel, 1988.

As idéias, métodos e sugestões aqui apresentados refletem a opinião e a experiência da autora. São o resultado de seu trabalho e foram testados com extremo cuidado. Mas, de forma alguma, substituem a orientação de um médico competente. A decisão de segui-los ou não fica a critério do leitor ou leitora.

Assim, a editora e a autora isentam-se de qualquer responsabilidade com relação ao mau uso das informações apresentadas neste livro, como também com relação a possíveis danos materiais, financeiros ou a pessoas, principalmente nos casos de imprudência grave.

FINALMENTE LIVRE DA COMPULSÃO ALIMENTAR

Doze exemplos de como deixar de comer compulsivamente

RENATE GÖCKEL

A autora, Renate Göckel, é psicóloga e terapeuta comportamental. Desde 1980 trabalha com mulheres que sofrem de distúrbios alimentares, incentivando-as a assumir a responsabilidade pela própria saúde e a examinar suas atitudes destrutivas com relação à alimentação.

Quando a comida se torna uma dependência, a vida passa a gravitar apenas em torno da prática de comer compulsivamente e depois vomitar, ou da alternância entre engordar e fazer dietas. Para as pessoas que sofrem com esse problema, parece que não há como sair desse círculo vicioso.

Este livro traz doze depoimentos instigantes de mulheres que conseguiram libertar-se da compulsão alimentar. A trajetória delas é analisada e convertida em valiosas sugestões para pessoas com o mesmo problema. Esses exemplos mostram que é possível acabar com a dependência da compulsão alimentar seguindo um método passo a passo, como o proposto pela autora.

EDITORA PENSAMENTO

A SAÚDE NA PANELA

Receitas culinárias sem a utilização de carnes, ovos, leite *in natura*, manteiga, refinados e frituras

Renilde Barreto

Este livro é mais do que um simples manual de culinária, pois ele se destina a todos aqueles leitores que, por algum motivo, trocaram ou pretendem trocar seus hábitos alimentares por outros mais saudáveis, deixando de lado os alimentos que, elaborados com ingredientes nocivos à saúde, agridem o nosso corpo.

A intenção da Autora é que este livro venha a facilitar, de alguma forma, a vida das pessoas nessa transição para uma alimentação saudável, sem que precisem passar pelas dificuldades que ela mesma enfrentou ao buscar modificar radicalmente a alimentação de sua família, sem, no entanto, acomodar-se apenas à proibição do uso de determinados alimentos, o que tornaria bastante monótono e frustrante o cardápio alimentar, principalmente para as crianças.

A Saúde na Panela prova que a alimentação natural, ao contrário do que a maioria das pessoas (em decorrência da falta de informação) imagina, é saudável, bonita, saborosa, podendo ser bastante diversificada, pois nas próprias palavras da Autora: "A arte de cozinhar está muito ligada ao nosso estado de espírito."

EDITORA PENSAMENTO

p. 21

Cozinha Vegetariana

Saúde e bom gosto em mais de 670 receitas

Caroline Bergerot (Sefira)

Receitas de fácil elaboração que agradam em todos os ambientes e lares.

Numa área onde a vegetação perde diariamente espaço para pastos de gado de corte, o trabalho que Caroline Bergerot e sua família realizam na Fazenda Vedas é um exemplo. Inspirado em sólidos princípios ecológicos e filosóficos, visa a uma harmonia universal. Desde 1990 ali se forma um núcleo de reflorestamento, cultivo de árvores frutíferas e outras, várias delas em extinção. Nesse ambiente propício para a paz e a vida consagrada ao belo, procura-se também recuperar as nascentes de água que o desmatamento da região aos poucos vem enfraquecendo. Essa atmosfera estimulou a Autora a nos proporcionar estas sugestões culinárias, úteis tanto para principiantes na cozinha quanto para os mais experientes. São sugestões que oferecem saídas para os que procuram transformar antigos e questionáveis hábitos alimentares. Logo no princípio do volume já se notam as intenções de Caroline, que sem preconceitos usa e combina os mais preciosos elementos com que a terra nos brinda.

EDITORA CULTRIX